Leben im Sterben

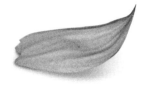

Romana Wasinger

Leben im Sterben

Liebevolle Begleitung
in der letzten Lebensphase

styria premium

Inhalt

Einleitung	8
Verantwortung	13
Kapitel 1 - Leben und Sterben	14
Der Mensch	14
Das Wunder „Leben"	15
Was bedeutet „Sterben"?	19
Die Silberschnur	21
Phasenmodelle	21
Elisabeth Kübler-Ross	22
Herr P. – Ein langer Kampf	24
Sterben als Lebensprozess	31
Was erwarten Patienten von Pflegenden?	32
Herr E. – Ein Kavalier der alten Schule	33
Herr A. – Lachen, Pfiffe und viel Trubel	38
Patientenrechte / Rechte Sterbender	40
Bedürfnisse am Ende des Lebens	42
Ratschläge eines Sterbenden	44
Physische und psychische Beschwerden sterbender Menschen	45
Schmerz ist nicht gleich Schmerz	45
Angst vor dem Sterben?	49
Herr P. – Er starb im Beisein seiner Mutter	52
Die Trauer sterbender Menschen	57
Lass dich trösten	58
Kapitel 2 - Tod	59
Stiller Augenblick	59
Was verstehen wir unter „Tod"?	60
Beginn des Endes	62
Leben nach dem Tod?	63
Der Tod ist nichts ...	64

Kapitel 3 - Angehörige	65
Der Weltreihen	65
Das Leid der Angehörigen	66
Frau W. – Tapfer bis zum letzten Moment	71
Frau S. – Ihr Mann wollte sie nicht gehen lassen	74
Die Trauer der Hinterbliebenen	77
Stille nach dem Abschied	80
Kapitel 4 - Hospize in der Vergangenheit,	
die Hospizbewegung, Palliative Care	81
Nachtgefühl	81
Hospize in der Vergangenheit	82
Cicely Saunders	82
Was will die weltweite Hospizbewegung?	83
Die Hospiz-Entwicklung in Österreich	84
Die Datenerhebung	85
Was ist ein stationäres Hospiz?	85
Was ist „Palliativ Care"?	87
Formen und Einrichtungen	
der Hospiz- und Palliativbetreuung	88
Kapitel 5 - Mein Arbeitsplatz - ein stationäres Hospiz	89
Sonett an Orpheus I/14	89
Meine „Station"	90
Hospiz – ein „ungewöhnlicher" Ort /	
Hospizschwester – ein noch seltener Beruf	91
Patienten und Schwestern im Hospiz	93
Frau F. – Sie konnte über ihre Gefühle nicht sprechen	94
Herr A. – Er brachte er mich an meine Grenzen	98
Herr S. – Jesus an der Wand?	104
Herr K. – Die Dankbarkeit seiner Ehefrau	106

Kommunikation und Sprachlosigkeit am Sterbebett	109
Herr M. – Spannende Geschichten aus fernen Ländern	109
Frau S. – Das Gespräch	110
Frau L. – Die Sprache des Herzens	116
Stimmungen, Gefühle und Empfindungen	126
Frau F. – Sie wollte nur „Leben, Leben, Leben"	128
Krebs ist nicht gleich Krebs	134
Sterben im Hospiz	136
Frau K. – Ein bescheidenes Leben – ein stiller Tod	138
Herr W. – Der unhörbare Ruf	140
Frau W. – Sie strahlte Ruhe und Liebe aus	145
Frau S. – Ein ganz spezieller Segen	148
Frau F. – „Ich will noch nicht sterben"	151
Das „schwarze Loch"	153
Ein Patient ist verstorben	156
Kapitel 6 - Lebens- und Sterbebegleitung	**157**
Ein Traum ...	157
Jeder kann Sterbende begleiten	158
Frau K. – Immer ein Lächeln auf den Lippen	158
Sterbebegleitung = Lebensbegleitung	162
Professionelle Sterbebegleitung	165
Frau L. – Eine Herausforderung	168
Auch Krankenschwestern sind keine Heiligen	173
Burnout und Helfersyndrom	175
Persönliche Erfahrung	179
Supervision	182
Mitleid und Mitgefühl	183

Kapitel 7 - Beruf - Berufung	185
Gedicht einer alten Frau	185
Mein Traumberuf – Krankenschwester	186
Persönliche Erfahrungen mit dem Sterben im Krankenhaus	187
Zum Nachdenken	189
Tiefe Trauer	192
Gedanken einer Hospizschwester zur Trauer	194
Wenn es soweit sein wird mit mir ...	198
Epilog: Was ich Ihnen gerne noch sagen möchte ...	199
Literaturverzeichnis	202
Fußnoten	203

Einleitung

Als ich vor einigen Jahren eine Gesundheits- und Krankenpflegeschule besuchte, musste ich im Diplomjahr, so wie alle anderen SchülerInnen auch, eine Fachbereichsarbeit schreiben. Da ich bald selbst auf einer Hospizstation arbeiten würde, entschied ich mich, über die Individualität des Sterbens in Hospizen zu schreiben. Rasch musste ich allerdings feststellen, dass ich das von mir gewählte Thema nicht im Rahmen meiner schriftlichen Abschlussarbeit behandeln konnte, denn einerseits hatte ich als Laie keine Ahnung davon, wie es ist, sterbende Menschen zu pflegen und andererseits hatte ich überhaupt keine Vorstellung von dem, was genau in einem Hospiz passiert. Es gab damals kaum Literatur über Hospize und vor allem kein einziges Buch von jemandem, der selbst in einem Hospiz tätig war und ausführlich über seine Erfahrungen und Erlebnisse während seines Berufsalltages berichten konnte. Ein solches Buch habe ich schmerzlich vermisst, denn es wäre für mich nicht nur sehr informativ, sondern auch sehr hilfreich gewesen. Ich habe mir ein ganz besonderes Buch gewünscht – eines, in dem Theorie und Praxis vereint sind. Es sollte mir einen Eindruck davon vermitteln, was es für schwerkranke Menschen bedeutet, zu sterben. Ich wollte, neben der Erklärung von Fachausdrücken, genau wissen, wie man sich ein modernes Hospiz vorstellen kann, ich wollte den Tagesablauf kennen lernen und vor allem erfahren, wie sich Menschen – diejenigen, die dort arbeiten, die PatientInnen und auch ihre Angehörigen – an einem solchen Ort fühlen. Ich hätte gerne gelesen, wie es den Menschen dort bei der Erfüllung dieser bestimmt nicht einfachen Aufgabe geht und mit welchen Belastungen und Problemen sie zu kämpfen haben. Ich wollte wissen, wie PatientInnen mit all ihren Ängsten, Verlusten und dem Wissen umgehen, dass ihre verbleibende Lebenszeit nach ärztlicher Einschätzung auf ein Minimum begrenzt ist und wie die betroffenen Angehörigen mit dieser schwierigen Situation und später ihrer Trauer zurechtkommen.

Inzwischen arbeite ich seit mehreren Jahren als diplomierte Gesundheits- und Krankenschwester auf einer kleinen Hospizstation. In meinem Berufsalltag erlebe ich immer wieder, dass sich auch heute noch viele Menschen, die zu uns kommen, unter dem Begriff Hospiz kaum etwas vorstellen können. Fast alle scheinen einen ähnlich strukturierten Ablauf wie in einem Krankenhaus zu erwarten, den die meisten wohl kennen. Manche unserer Gäste wissen, dass in Hospizen schwerkranke Menschen gepflegt werden, manche hoffen, dass wir unsere PatientInnen wieder „gesund machen" und einige glauben, dass wir unheilbar kranken Menschen beim Sterben „helfen", indem wir es „beschleunigen" oder gar auf Wunsch beenden. PatientInnen, deren Angehörige und Freunde und auch SchülerInnen sind fast ausnahmslos angenehm überrascht, weil es bei uns meist entspannt und fröhlich zugeht. Erfreut nehmen sie zur Kenntnis, dass es auf unserer Station keinen starren oder gar hektischen Tagesablauf gibt und dass wir Schwestern viel Zeit für Gespräche und die sehr individuelle Pflege der Schwerkranken haben. Außerdem äußern sich fast alle unsere Gäste und Besucher sehr positiv über die modernen, hell, zweckmäßig und trotzdem freundlich und heimelig gestalteten Räumlichkeiten, die zum Verweilen einladen und sie schätzen die schöne Gartenanlage, die das Gebäude umgibt.

Warum habe ich mich entschlossen, dieses Buch zu schreiben? Ich bin nur ein winziges Rädchen im riesigen Werk des Gesundheitswesens, aber ich arbeite, wie so viele andere auch, an „vorderster Front". In meinem Berufsalltag pflege ich, gemeinsam mit meinen Kolleginnen, erwachsene, unheilbar kranke, sterbende Menschen. Durch meine berufliche Tätigkeit erlebe ich Sterben in seiner unglaublichen Vielfalt fast täglich hautnah und kann von diesen Erfahrungen berichten. Inzwischen gibt es unzählige Bücher, die sich mit den Erfahrungen unheilbar kranker Menschen, Nahtoderfahrungen, einem vermeintlichen Jenseits, Reinkarnation, der Unsterblichkeit der Seele, dem Tod, dem Sterben in all seinen Facetten und der Begleitung und Pflege sterbender Menschen beschäftigen. Interessant finde ich, dass sich auch heute noch in dieser fast unüberschaubaren Anzahl von Büchern kaum Berichte von Pflegefachkräften finden lassen, obwohl gerade sie Sterben öfter und näher miterleben als alle anderen Menschen.

Dichter, Philosophen, Chronisten, Humoristen und weise Männer haben oft über den Tod geschrieben, aber ihn nur selten mit eigenen Augen gesehen. Ärzte und Krankenschwestern sehen ihn oft, schreiben aber selten darüber. Die meisten Menschen sehen den Tod ein- oder zweimal im Leben in Situationen, an denen sie emotional so beteiligt sind, dass sie keine verlässlichen Erinnerungen daran behalten. Überlebende von Massensterben entwickeln rasch so starke Abwehrmechanismen gegen den Schrecken, den sie miterlebt haben, dass alptraumhafte Bilder die Erinnerung an die realen Ereignisse verstellen. Daher gibt es nur wenige verlässliche Berichte über die Art und Weise, wie wir sterben.[1]

Es ist nicht mein Ansinnen, ein Lehrbuch rund um das Thema Sterben zu verfassen, denn das tun Experten wie Sterbeforscher, Mediziner, Philosophen, Theologen, Psychologen, Soziologen und Pflegewissenschaftler. Ich möchte Sie, liebe LeserInnen, daran erinnern, dass Sterben ein ganz natürlicher Vorgang ist, der uns alle, ausnahmslos und unabhängig von unserer Einstellung dazu, früher oder später betreffen wird. Ich kann Ihnen davon erzählen, wie es sich anfühlt, sterbende Menschen zu pflegen. Aufgrund meiner beruflichen Erfahrungen kann ich Ihnen einen Eindruck vom Alltag in einem stationären Hospiz vermitteln und im Zuge vieler Sterbebegleitungen Erlebtes mit Auszügen aus der inzwischen sehr umfangreichen Fachliteratur vergleichen.
Sterben ist ein individuelles Geschehen. Es lässt sich weder in einen vorgegebenen Zeitrahmen einfügen, noch verläuft es nach starren Regeln.
Sterben ist, wenn es nach schwerer Krankheit geschieht, eine intensive Phase des Lebens. Die Begleitung sterbender Menschen ist niemals eine nüchterne, rein sachliche Angelegenheit, sondern immer mit Emotionen verbunden. Vielleicht klingt daher manches von dem, was ich in meinem Berufsalltag erlebe, für Menschen, die noch nie mit dem Tod konfrontiert worden sind, seltsam oder gar klischeehaft, aber ich erzähle hier von im Hospiz Gehörtem, Gefühltem, Erlebtem.

Ich möchte ich Sie mit einigen Begriffen, gängigen Definitionen, Erkenntnissen und Daten aus der entsprechenden Literatur und dem Internet vertraut machen, die mit dem Vorgang des Sterbens zusammenhängen. Bei der Zusammenstellung des theoretischen Teils musste ich feststellen, dass dies gar nicht so einfach ist. In der Mathematik beispielsweise gibt es Formeln, die überall auf der Welt Gültigkeit haben. 2 + 2 = 4, das ist auf der ganzen Welt so, unabhängig vom Kulturkreis, der Religion, dem ethischem Verständnis oder anderen Kriterien. Beschäftigt man sich aber mit dem Sterben und dem Tod, gibt es keine einfachen Formeln und Regeln, denn alle Antworten sind letztendlich abhängig von der Beantwortung einer einzigen Frage: Besteht ein Mensch nur aus seinem sterblichen Körper, oder gibt es eine unsterbliche Seele? Niemand kann diese Frage mit absoluter Bestimmtheit beantworten. Aus diesem Grund stolpert man auf der Suche nach Antworten automatisch über mehrere mögliche Definitionen, nicht definierbare Begriffe, verschiedene Sichtweisen und Begriffe wie „Unsterblichkeit", „Seele", „ins Licht gehen", ein eventuell mögliches Weiterleben im „Jenseits" und „Wiedergeburt". Man sieht sich mit Denkansätzen vieler AutorInnen und teilweise recht unterschiedlichen Meinungen konfrontiert. Tatsache ist jedoch: wir wissen (noch) nicht, was beim Sterben wirklich passiert, außer wir reduzieren den Menschen auf seinen Körper, also Zellen, Gewebe, Organe und ihre Funktionen. Wissenschafter können uns chemische Abläufe während des Lebens und Sterbens im Körper verständlich machen, obwohl auch auf diesem Gebiet längst noch nicht alle Rätsel gelöst werden konnten. Für eine unsterbliche Seele, ein Weiterleben nach dem Tod oder eine Reinkarnation gibt es zurzeit noch keine sicheren, objektiven Beweise. Inzwischen gibt es wohl tausende Berichte von Nahtoderfahrungen, aber bis jetzt ist es noch nicht gelungen, diese Erfahrungen eindeutig als Jenseitserfahrungen zu belegen. In der Literatur finden sich philosophische Betrachtungen, die sich für oder gegen ein Weiterleben nach dem Tod aussprechen.

Um Ihnen zumindest einen kleinen Überblick über die verschiedenen Definitionsmöglichkeiten und Expertenmeinungen zu geben, finden Sie zu jedem Begriff mehrere mögliche Definitionen und Sichtweisen verschiedener Autoren. Würde ich hier nur Definitionen aus einem einzigen Fachbuch oder die Sichtweise eines einzigen Autors wiedergeben, hätten Sie nicht die Möglichkeit, sich ein Bild von der Vielfalt der Erklärungsmöglichkeiten zu machen. Wörtlich aus der Literatur oder dem Internet entnommene Textpassagen erkennen Sie an der Kursivschrift, neben allen anderen, also nicht wortwörtlich übernommenen Textpassagen, finden Sie in Form von fortlaufenden Ziffern die Literaturhinweise bzw. Hinweise auf die entsprechenden Internetadressen.

Die theoretische Einstimmung erhebt aufgrund der umfassenden Thematik keinerlei Anspruch auf Vollständigkeit. Sie soll jenen LeserInnen, die sich vielleicht zum ersten Mal mit dem Bereich „Leben am Lebensende" auseinandersetzen, lediglich einen Überblick über wichtige (Fach-) Begriffe ermöglichen. Zur Einleitung jedes Kapitels und auch eingebettet in Theorie und Fallbeispiele finden Sie immer wieder berührende Verse und Gedichte. Im Kapitel 5 stelle ich Ihnen meinen Arbeitsplatz vor, danach berichte ich von meinen Erfahrungen als Teil eines Hospizteams sowie von prägenden Erlebnissen, die mich letztendlich auf Umwegen zu meiner beruflichen Tätigkeit in ein Hospiz geführt haben. In den Kapiteln 1, 3, 5 und 6 lasse ich Sie an Erlebnissen im Zuge von Lebens- und Sterbebegleitungen im Hospiz teilhaben. Ich widme diese kurzen Geschichten menschlicher Begegnungen voller Dankbarkeit meinen LehrmeisterInnen – all jenen Menschen, die auf unserer Hospizstation verstorben sind.

Beim Lesen der folgenden Seiten sollen Sie fühlen, dass jeder Mensch, jedes Leben und jedes Sterben einzigartig ist und dass Hospize besondere Orte sind. Es sind keine dunklen, beängstigenden Orte der Schmerzen, der Hoffnungslosigkeit, der Einsamkeit, der Trauer, des Verlustes und des Todes, sondern Orte des Lebens. Hospize sind helle, offene, freundliche Orte, an denen gemeinsam gelacht und auch geweint wird. An diesen speziellen Orten wird schlicht und einfach Menschlichkeit gelebt. Wir Pflegenden respektieren die Eigenheiten und Wünsche unserer PatientInnen, wir behandeln sie mit Achtung und Respekt und wahren ihre Würde bis zu ihrem Tod. Wir sind beim Regeln „letzter Dinge" behilflich und stehen Angehörigen in dieser meist als sehr belastend empfundenen Zeit bei. Bei uns zählen nicht nur die Krankengeschichten der uns anvertrauten Menschen. Schwerkranke Menschen werden nicht als „Fälle", sondern als individuelle Persönlichkeiten mit all ihren Facetten gesehen. Unser Ziel ist nicht die Heilung von Krankheiten, sondern die Begleitung unheilbar kranker Menschen in ihrer letzten Lebensphase unter Berücksichtigung der Wünsche, Bedürfnisse und Vorstellungen der Sterbenden. Wir versuchen mit allen uns zur Verfügung stehenden Ressourcen, unseren PatientInnen ein Leben mit der größtmöglichen Lebensqualität bis zum letzten Augenblick zu ermöglichen. Sterben und Tod werden in Hospizen als natürliche Ereignisse anerkannt, die am Ende jedes Lebens stehen. Wir Schwestern tun alles dafür, damit Sterben individuell in einem liebe- und respektvollen Rahmen, in Frieden und Geborgenheit geschehen kann.

Verantwortung
Jeder ist für alle verantwortlich.
Jeder ist allein verantwortlich.
Jeder ist allein verantwortlich für alle.

Antoine de Saint-Exupéry

Vielleicht kann dieses Buch dazu beitragen, Ihnen den Prozess des Sterbens und Begriffe wie „Hospiz" und „Sterbebegleitung" etwas näher zu bringen.

Nachfolgend gilt bei allen personenbezogenen Bezeichnungen die gewählte Form für beide Geschlechter.

Kapitel 1

Leben und Sterben

Der Mensch

Empfangen und genähret
Vom Weibe wunderbar
Kömmt er und sieht und höret,
Und nimmt des Trugs nicht wahr;
Gelüstet und begehret,
Und bringt sein Tränlein dar;
Verachtet, und verehret,
Hat Freude und Gefahr;
Glaubt, zweifelt, wähnt und lehret,
Hält Nichts, und Alles wahr;
Erbauet, und zerstöret;
Und quält sich immerdar.
Schläft, wachet, wächst und zehret;
Trägt braun und graues Haar.
Und alles dieses währet,
wenn's hoch kömmt, achtzig Jahr.
Denn legt er sich zu seinen Vätern nieder
und er kömmt nimmer wieder.

Matthias Claudius (1740-1815)

Das Wunder „Leben"

Bevor man sich mit dem Sterben befasst, sollte man vielleicht erst einmal darüber nachdenken, was „Leben" bedeutet. Denn beides gibt es ausschließlich im „Doppelpack". Niemals gibt es eines der beiden ohne das andere. Leben, dieses uns wohl meistens so selbstverständliche „Dasein", ist nach meiner Überzeugung ein im Idealfall harmonisches Zusammenspiel von Körper, Geist und Seele und nicht nur ein gelungenes Zusammenspiel unzähliger Zellen mit den unterschiedlichsten Aufgaben. Es besteht für mich nicht nur aus chemischen Abläufen und bestimmten Merkmalen und Fähigkeiten, die uns von „toter Materie" unterscheiden.

Jedes Leben ist einzigartig und kann so vieles sein: ein Sich-Einlassen, Lachen und Weinen, Beziehung und Freundschaft, Liebe und Hass, Verantwortung, ein ständiges Abschiednehmen, um sich Neuem, Unbekanntem zu öffnen, Arbeiten und Ausruhen, Einsamkeit und Geselligkeit, Freude und Leid, Hoffnung, Kreativität, Lebenslust, Neugierde, ein Sicheinfügen oder Herausragen, Kämpfen und manchmal auch Siegen, Verluste hinnehmen, über sich Hinauswachsen, Grenzen Überschreiten, Ängste Besiegen, Gesundheit und Krankheit, Harmonie und Auseinandersetzung, Herausforderung, ein nie endender Lernprozess, Genuss, Verzicht, Hoffnung und Resignation, Entscheidungen treffen, Gestalten, Verändern, Sinnsuche und vielleicht auch Sinnfindung ...

Leben ist unsagbar vielfältig und steht uns nicht unbegrenzt zu Verfügung. Leben – das ist unbestreitbar immer auch Vergänglichkeit und Endlichkeit. Denken wir manchmal daran, dass unser Leben eines Tages, vielleicht schon in wenigen Minuten, vielleicht erst in vielen Jahren, endet? Unsere Zukunft dauert nicht unendlich, so wie wir manchmal zu glauben scheinen. Schätzen wir dieses Leben? Oder nehmen wir es als etwas ganz Selbstverständliches hin? Sind wir uns bewusst, wie wertvoll und einzigartig unser Leben ist? Sind wir glücklich und dankbar, wenn wir gesund sind und jeden Tag aufs Neue entscheiden können, wie wir unser Leben gestalten wollen? Oder schieben wir dieses Leben manchmal vor uns her und sagen: „Wenn ... dann ..." Wie oft habe ich schon gehört (und auch selbst gedacht oder gesagt), wenn dieses oder jenes erst einmal erledigt ist, dann werde ich mir Zeit für mich nehmen, in Urlaub fahren, mir etwas Gutes gönnen, tun, was ich schon immer tun wollte ... Kommt Ihnen das bekannt vor? Leben wir aber im Gestern oder im Morgen, dann geht das wertvolle, unwiederbringliche Heute verloren und wird zum Gestern, ohne bewusst gelebt worden zu sein.

Elisabeth Kübler-Ross, die wohl bekannteste Sterbeforscherin, dachte ähnlich, sie schrieb: *Die Verleugnung des Todes ist teilweise dafür verantwortlich, dass Menschen ein leeres, zweckloses Leben leben; denn wer lebt, als würde er ewig leben, dem fällt es allzu leicht, jene Dinge aufzuschieben, von denen er doch weiß, dass er sie tun muss. Lebt einer sein Leben in Vorbereitung auf morgen oder in Erinnerung an gestern, geht inzwischen jedes Heute verloren. Wer aber im Gegenteil wirklich begreift, dass jeder Tag, an dem er erwacht, sein letzter sein könnte, der nimmt sich die Zeit, an diesem Tag zu reifen, mehr zu dem zu werden, der er wirklich ist, und anderen Menschen die Hand entgegenzustrecken und ihnen offen zu begegnen.*[2]

Ich kenne seit einigen Jahren auch jene Seite des Lebens, die wir Sterben nennen, denn ich arbeite in einem Hospiz und begleite unheilbar kranke Menschen, die nicht mehr viel Zeit zu leben haben. Viele von ihnen würden alles dafür geben, wenn sie gesund sein und „einfach nur leben" könnten.

„Leben, ich will einfach nur wieder gesund sein, nach Hause gehen und leben." Das sagte mir erst vor kurzem eine unheilbar kranke, 45-jährige Frau wenige Tage vor ihrem Tod. Sie war voll Sehnsucht, hoffte, wieder gesund zu werden, um leben zu können und hatte gleichzeitig große Angst vor dem Unbekannten, Unbegreiflichen, das unweigerlich und unaufhaltsam in großen Schritten auf sie zukam. Tief in ihrem Innersten wusste sie wohl, dass sie bald sterben würde, denn ihr Körper war inzwischen viel zu geschwächt und nicht mehr bereit, sie bei ihrem Kampf um dieses Leben zu unterstützen. Mir erschien es, als wäre diese Frau in einem wahren Irrgarten von Gefühlen gefangen. Sie wollte noch so vieles erleben und erledigen und davon wollte sie nicht durch den Tod abgehalten werden. Sie konnte die für sie so überaus schmerzvolle Tatsache des unaufhaltsam nahenden

Todes nicht verstehen und wollte daher nicht wahrhaben, dass ihr Leben zu diesem Zeitpunkt bereits fast zu Ende war. Wenige Tage später starb sie, die Natur hatte ihren Kampf beendet.

Es ist zu beobachten, dass manchen Menschen der Abschied besonders schwer fällt. Nach Kübler-Ross sind es *jene, die nicht wirklich gelebt haben, die Vorhaben unerledigt gelassen haben, Träume unerfüllt, Hoffnungen zerstört und die die wirklichen Dinge im Leben an sich haben vorüberziehen lassen (andere zu lieben und von ihnen geliebt zu werden, zum Glück und Wohlbefinden anderer Menschen positiv beizutragen, herauszufinden, wer das denn wirklich ist: man selbst), die am meisten zögern, sich auf den Tod einzulassen.*[3]

Da ich mich berufsbedingt sehr häufig mit Krankheiten, Sterben und Tod befasse, wollte ich nun auch einmal sehen, wie dieser mir so unbeschreiblich erscheinende Begriff „Leben" von Fachleuten definiert wird. Wir alle wissen, was mit diesem Wort gemeint ist, denn Leben ist eigentlich etwas ganz Selbstverständliches. Wir alle haben einen mehr oder weniger gut funktionierenden Körper, sind hier, denken, fühlen und leben. So einfach ist das. Trotzdem lässt sich dieses „Dasein" nur schwer in Worte fassen. Man hat im Lauf der Zeit schon unzählige Male versucht, es philosophisch und wissenschaftlich zu erklären. Beim Durchblättern etlicher Bücher und bei meiner Suche im Internet konnte ich allerdings bald feststellen, dass es selbst für Experten gar nicht einfach ist, Leben zu definieren. Meist verwendet man dazu eine mehr oder weniger lange Liste bestimmter Merkmale.

Leben ist jene charakteristische, schwierig zu definierende Eigenschaft, die Lebewesen von bloßer Materie unterscheidet. Wesentliche Merkmale sind Wachstum, Fortpflanzung, Stoff- und Energieaustausch mit der Umwelt.[4]

Im Lauf der Geschichte wurde der Begriff „menschliches Leben" unterschiedlich interpretiert. Es besteht ein allgemeiner Konsens darüber, dass menschliches Leben sich vom Leben der Tiere und Pflanzen unterscheidet und nicht in beliebiger Verfügbarkeit des Menschen steht. Leben in dieser Welt braucht die Materie. Menschsein heißt also, Materie sein. Dies bedeutet, einerseits einen Körper zu haben und gleichzeitig auch „mit Geist begabt zu sein". Der Mensch verfügt über Körper und Geist. Menschlicher Geist oder die Fähigkeit zu denken und zu fühlen sind an körperliche Funktionen geknüpft. Sie sind von Intelligenz und Bewusstsein wie auch von physiologischen Vorgängen abhängig. Darüber hinaus zeigt die menschliche Erfahrung, dass der Mensch auch eine Seele (Psyche) hat. Die Seele ist „das Innere der Dinge, das Wesen, das zutiefst Bedeutungsvolle".

Das medizinisch-naturwissenschaftliche Menschenbild (kartesianisches Menschenbild) betont die biologischen und chemischen Funktionen, die den Organen und den dort arbeitenden Zellen zugeordnet werden. Das sozialwissenschaftliche Menschbild betont, dass der Mensch nur in Gemeinschaft mit anderen Menschen leben und überleben kann. Das holistische (ganzheitliche) und humanistische Menschenbild (geisteswissenschaftliche Menschenbild) betont die Einheit aus drei unterschiedlichen Lebensbezügen: Körper, Seele und Geist. Alle drei stehen in stetiger Wechselwirkung untereinander. Diese Sichtweise hat sich seit den 80er Jahren in der Pflege immer mehr durchgesetzt.[5]

Auf der Suche nach einer Definition findet man unzählige Bemühungen der Wissenschaft um die Beschreibung des Begriffes Leben. Es gibt unterschiedliche philosophische Konzepte von der Antike bis in die Jetzt-Zeit. Letztendlich geht es immer um Listen von Merkmalen, die Leben auszeichnen: Bewegung, Selbsterhaltung oder Fortpflanzung, Selbstorganisation und Stoffwechsel. Auch Regulation und ein aus Teilen bestehender komplexer Organismus werden genannt. Reichen diese Kriterien aus? Es ist verrückt, aber eine ganze Reihe von Eigenschaften, die lebenden Wesen zugeschrieben werden, gelten offensichtlich auch für unbelebte Gegenstände. Robert Hazen vom Carnegie Institut in Washington hat die Frage nach der Definition von Leben in seinem Buch „Genesis" diskutiert. Er kommt darin zu dem Ergebnis, dass unter den vielen Definitionen, die im Umlauf sind, kaum welche übereinstimmen. Offenbar ist es für die Wissenschaft nicht einfach, hieb- und stichfest zu definieren, was Leben ist. Die NASA hat deshalb im Jahr 2000 eine hochrangige Kommission eingesetzt, um eine solche Definition zu entwickeln. Das Ergebnis: das

Leben ist ein chemisches System. Leben hat nach der NASA-Variante immer eine stoffliche Grundlage. Es funktioniert durch den Ablauf chemischer Reaktionen. Außerdem hat es die Fähigkeit, sich an eine veränderliche Umwelt anzupassen, denn Lebewesen vererben ihre Merkmale an ihre Nachkommen. Dabei kommt es durch Mutationen im Erbgut immer wieder zu Veränderungen. Wenn dadurch ein Merkmal entsteht, das einen Selektionsvorteil bietet, setzt sich diese Veränderung durch. Diese Art der Anpassung ist etwas, das leblose Dinge definitiv nicht können.[6]

Wie sie anhand dieser wenigen Beispiele sehen können, ist es schwierig, etwas so Selbstverständliches wie „Leben" zu definieren. Hochrangige Experten sagen, es ist ein chemisches System mit einer stofflichen Grundlage. Aber ist es nicht viel, viel mehr? Ist Leben nicht ein unbegreifliches und somit nicht definierbares Wunder?

Was bedeutet „Sterben"?

... es ist nicht eigentlich das Sterben, was so schwer ist. Für das Sterben braucht man keine Fertigkeiten und keine besondere Einsicht. Jeder bringt es fertig. Zu leben ist schwer – zu leben, bis man stirbt, ob der Tod nun unmittelbar bevorsteht oder weit entfernt ist, ob man selber stirbt oder jemand, den man liebt.[7]

Die kürzeste Definition von „Sterben" lautet: Sterben ist aufhören zu leben. Mit dem Begriff Sterben bezeichnen wir also jene Zeit am Ende eines Lebens, die den Übergang zum Tod darstellt. Sterben, sofern es nicht plötzlich und unerwartet geschieht, ist nach meinen Erfahrungen eine vielschichtige und intensive Phase des Lebens. In der Fachliteratur wird Sterben beispielsweise folgendermaßen definiert:

Biologische Grundlagen von Sterben und Tod. Zellen sterben, sobald ihre Fähigkeit erlischt, sich an Umwelteinflüsse und Schädigungen anzupassen. Der Zelltod ist durch den irreversiblen Funktionsverlust der Zelle gekennzeichnet. Die Zellstrukturen lösen sich auf. Der Übergang von lebender zu toter Zelle ist unscharf, der genaue Zeitpunkt kann nicht bestimmt werden. In vielzelligen Organismen kommt es laufend zum Untergang von Zellen, die aber durch Wachstumsvorgänge erneuert werden. Zellerneuerung und Zelltod befinden sich in einem dynamischen Gleichgewicht. Störungen dieses Gleichgewichtes führen zu Alter und Tod. Ein vielzelliger Organismus stirbt, wenn es als Folge des Absterbens einzelner Zellen zum Funktionsausfall und Untergang ganzer Organe kommt und dieser Funktionsausfall nicht durch andere Organe kompensiert werden kann. Störungen im Wechselspiel von Zellerneuerung und Zelltod können beispielsweise durch Gifte, Infektionen oder hormonelle Fehlsteuerungen bewirkt werden. Aber auch ohne Krankheitsprozess kommt es zur Seneszenz (Alterung, Vergreisung) von Zellen und Organismen und schließlich zum Tod.[8]

Lebensbedrohende Erkrankung. Darunter versteht man im Allgemeinen eine Erkrankung, die das Leben gefährdet oder mit einem signifikanten Risiko zu sterben verbunden ist oder eine Erkrankung, bei der keine Heilung oder Behandlung mehr möglich ist und die zum Tod führt.[9]

Aus psychologischer Sicht wird ein sterbender Mensch als jemand beschrieben, der objektiv vom Tod bedroht ist und sich dieser Todesbedrohung so weit bewusst ist, dass sie sein Erleben und Verhalten bestimmt. **Als Sterbender im medizinischen Sinn** wird ein Mensch bezeichnet, dessen Tod als Folge eines Unfalles, einer nicht behandelbaren Krankheit oder infolge hohen Alters in absehbare Nähe gerückt ist. Die unmittelbare Todesursache ist schon abzusehen, der Tod wird nach ärztlicher Einschätzung innerhalb von Tagen bis Monaten eintreten.[10]

Wenn wir sterben, wird auf der körperlichen Ebene die gesamte Körperenergie, die vorhanden ist, verlangsamt. Zunächst lässt diese Energie in den Sexualorganen und in den Verdauungsorganen nach, was sich darin äußert, dass der Appetit nachlässt und die Verdauung viel länger braucht. Der sterbende Mensch schläft viel mehr und die Hormonausschüttung wird weniger. Die Arbeit des Nervensystems wird herabgesetzt und Atmung und Herz werden langsamer. Die gesammelte Kraft der Seele sammelt sich im Kopf des Sterbenden, was zu einer erhöhten Bewusstheit führt.[11]

Wenn sich ein Sterbender angstfrei auf das Außen einstellen kann und anwesende Angehörige wahrnimmt, dann kann er ganz leicht loslassen und in die andere Dimension gleiten. *In dem Moment, wo ein Mensch aus seinem Körper heraus ist, tritt das Bewusstsein durch den Kopf aus. Solange das Bewusstsein aber noch im Kopf vorhanden ist, atmet die Lunge und schlägt das Herz. Wenn wir also vollständig den Körper verlassen haben, d. h. inklusive des Bewusstseins, gehen wir sofort in eine andere Dimension, werden abgeholt und gehen ins Licht.*[12]

Die Silberschnur

In der esoterischen Literatur ist häufig von der „Silberschnur" die Rede, einem silberfarbenen Energieband, das die Seele mit dem Körper verbindet und beim Eintritt des Todes zerreißt.

Im Augenblick des Todes zerreißt die Silberschnur, die Seele und Körper miteinander verbindet. Wenn das geschehen ist, kann die Seele nicht mehr in den Körper zurückkehren.[13]

Die Seele tritt aus dem Körper aus, mit dem Geist, der in ihr ist. Dieser Loslösungsprozess der Seele vollzieht sich nicht immer einfach. Je mehr ein Mensch an die Materie gebunden ist, umso dichter ist der Verbindungsstrang der Seele mit dem Körper. Die Einstellung zum Tod kann also mit entscheidend sein, wie leicht oder schwer jemand stirbt.[14]

Phasenmodelle

Schwerkranke, sterbende Menschen müssen sich mit all ihren Ängsten, Verlusten, Hoffnungen, vielleicht Schmerzen, dem drohenden Verfall ihres Körpers, entsprechenden Beeinträchtigungen und der Gewissheit, dass die verbleibende Lebensspanne begrenzt ist, auseinandersetzen.

Sterbeforscher (Thanatologen) untersuchen, ob und wie sich sterbende Menschen mit dem Tod auseinandersetzen. Sie glauben, bestimmte **Muster im Sterbeprozess** von Menschen erkannt zu haben und beschreiben diese in Form von Phasenmodellen.

Der Psychiater A. Weisman beispielsweise beschreibt drei Phasen, die ein unheilbar Kranker vor dem nahenden Lebensende durchschreitet, der Psychiater, Verhaltens- und Sozialwissenschaftler E. Pattison beschreibt drei „große Abschnitte" im Sterbeprozess, der Krankenhausseelsorger H. Zielinski bestätigt die Phasen von Kübler-Ross, bezeichnet allerdings nach seinen Erkenntnissen die letzte Phase als religiöse oder metaphysische Phase. Der Arzt A. Kruse vertritt die Ansicht, dass es ganz unterschiedliche Verlaufsformen in der Auseinandersetzung mit dem Sterben gibt, die von der Biografie des Sterbenden mit beeinflusst werden.[15]

Elisabeth Kübler-Ross

Die internationale Hospizarbeit wurde nachhaltig durch die Arbeit der in der Schweiz geborenen und später in den USA lebenden Psychiaterin Dr. Elisabeth Kübler-Ross beeinflusst. Sie gilt als Begründerin der Sterbeforschung, da ihre Beobachtungen den Grundstein der heutigen Erkenntnisse über die Situation Sterbender darstellen. Ihr Ziel war es, von Sterbenden zu lernen, welche Hilfe sich Sterbende erhoffen und wie man mit ihnen umgehen soll. Zu diesem Zweck führte sie Interviews mit unheilbar kranken Menschen. In diesen Gesprächen wurden die Betroffenen direkt auf ihre Gefühle und Gedanken zu Sterben und Tod angesprochen. Von 200 Patienten nahmen 198 diese Möglichkeit zur Aussprache an. Aus dieser Arbeit entstand 1969 ihr erstes Buch – „Interviews mit Sterbenden". Sie formulierte darin die „Stadien des Sterbens" (Verleugnen, Zorn, Verhandeln, Depression, Zustimmung). Die Kernbotschaft von Kübler-Ross an „Begleiter" in ihren unzähligen Vorträgen und Workshops rund um den Globus war, dass die Helfenden zuerst ihre eigenen Ängste und Lebensprobleme so weit wie möglich klären müssen, ehe sie sich Menschen am Lebensende hilfreich zuwenden können. Für ihre Leistungen zwischen 1974 und

1996 wurden Kübler-Ross 23 Ehrendoktorate an verschiedenen Universitäten und Colleges verliehen, sie erhielt über 70 nationale und internationale Auszeichnungen und wurde 1999 vom Nachrichtenmagazin TIME zu den „100 größten Wissenschaftlern und Denkern" des 20. Jahrhunderts gezählt. Dr. Kübler–Ross verstarb 78-jährig im August 2004 in Scottsale im US-Staat Arizona.

Kübler-Ross vertrat die Ansicht, dass der sterbende Mensch verschiedene Phasen durchleben muss, um seine Krankheit und endlich seinen Tod zu begreifen. Sie entwickelte aufgrund ihrer Beobachtungen bestimmter Verhaltensmuster Sterbender ihr berühmtes **Fünf-Phasen-Modell**, das wohl jedem professionell Pflegenden ein Begriff ist. Demnach durchlaufen sterbende Menschen folgende Phasen im Wechsel:

Die Phase der Verweigerung: „Nein, ich nicht". Kübler-Ross sagt, Verweigerung ist wichtig und notwendig, denn sie trägt dazu bei, für das Bewusstsein des Patienten die Erkenntnis zu lindern, dass der Tod unvermeidlich ist.

Die Phase von Zorn und Ärger: „Warum ich?" Zorn ist nach Kübler-Ross nicht nur erlaubt, sondern unvermeidlich. Die Tatsache, dass andere gesund und am Leben bleiben, während er oder sie sterben muss, stößt den Patienten ab. Gott ist ein besonderes Ziel für diesen Zorn. Er wird als derjenige angesehen, der das Todesurteil nach Gutdünken verhängt.

Die Phase des Verhandelns: „Ja, ich, aber..." Patienten akzeptieren die Tatsache des Todes, versuchen aber, über mehr Zeit zu verhandeln. Meist verhandeln sie mit Gott – sogar jene Menschen, die zuvor nie mit Gott gesprochen haben.

Die Phase der Depression: „Ja, ich". Zuerst trauert der Sterbende um Vergangenes, dann tritt er in ein Stadium der „vorbereitenden Trauer" ein und bereitet sich auf die Ankunft des Todes vor.

Die Phase der Hinnahme: „Meine Zeit ist nun sehr kurz, aber das ist in Ordnung so". Kübler-Ross beschreibt dieses endgültige Stadium als „nicht ein glückliches Stadium, aber auch kein unglückliches. Es ist ohne Gefühle, aber es ist keine Resignation, es ist vielmehr ein Sieg".[16]

Der Tod schockiert uns nicht, solange wir darüber nur in einem Buch lesen oder ihn philosophisch vom bequemen Sessel aus diskutieren. Die Gefühle der Machtlosigkeit und Isolierung entspringen unserem ganzen Wesen und nicht bloß unseren intellektuellen Vorstellungen. Das Problem des Todes erreicht im Allgemeinen nicht das Zentrum unseres Seins. Nur wenn es „mein" bevorstehender Tod oder der bevorstehende Tod von jemandem ist, den ich liebe, spüre ich den schmerzenden Stich des „Hungers nach Leben". Die Seele dessen, der von seiner Anhänglichkeit ans Leben gefoltert wird, liegt in Qualen; diese Foltern gehen durch unser ganzes Sein und lassen uns in der einen Minute bis ins Herz erschauern und im nächsten Moment in Fieberschweiß ausbrechen. Das ist unser verzweifelter Kampf: uns am Leben festzuklammern, während wir über den Rand des Todes gleiten. Hier liegt das Selbst im Kampf mit dem Nicht-Selbst. Die konkrete Möglichkeit unseres eigenen unmittelbar bevorstehenden Todes ist ein derartiger Schock, dass unsere erste Reaktion das Verleugnen sein muss.[17]

Phasenmodelle erscheinen plausibel, keines von ihnen liefert allerdings immergültige Regeln. Die Modelle können Pflegenden und Sterbebegleitern zum grundlegenden Verständnis von Abläufen dienen, denn Sterben ist in jedem Fall als individuell zu betrachten. Elemente der Phasenlehren können aber sehr gut genutzt werden, um Sterbende und ihre Bedürfnisse besser verstehen zu können.

Herr P. – Ein langer Kampf

Es ist 18.45 Uhr. Ich sitze aufgewühlt, müde und doch gleichzeitig hellwach am Bett von Herrn P., der vor wenigen Momenten verstorben ist. Ich bin noch gar nicht in der Lage, die vielen Eindrücke dieses für mich sehr anstrengenden Arbeitstages, der größtenteils der Begleitung von Herrn P. gewidmet war, zu erfassen. An meinen Armen sind viele Abdrücke von den Fingernägeln meines Patienten zu sehen. Er hatte sich an diesem Tag, dem letzten seines Lebens, mehrmals aufgebäumt, sich mit aller Kraft in meinen Armen und Schultern festgekrallt und seine Fingernägel dabei tief in mein Fleisch gegraben. Die Abdrücke sind inzwischen ein bisschen angeschwollen, rot und die verletzte Haut brennt.

Ich denke nach. Heute war ein eigenartiger Tag in meinem Leben als Hospizschwester, denn Herr P. ging auf für mich ungewöhnliche Art mit seinem Sterben um. Er hat heute stundenlang verbissen, kraftvoll und stumm gekämpft, mit all seiner körperlichen Kraft, die er noch zur Verfügung hatte. Ich weiß aber nicht, ob er für oder gegen seinen Tod gekämpft hat. Ein solches Sterben hatte ich noch nicht miterlebt. Ich kann es noch gar nicht richtig begreifen, dass er wirklich gerade gestorben ist und bleibe daher noch einige Minuten an seinem Bett sitzen. Das Gesicht von Herrn P. wirkt jetzt endlich entspannt, so als hätte er nun seinen Frieden gefunden. Ich betrachte dieses Gesicht, das von schweißnassen Haaren umrahmt ist, während seine Hände noch in meinen ruhen. Nach einigen Minuten stehe ich auf, öffne die Vorhänge und die Tür zum Garten. Diese Handlung ist für mich symbolisch – die Seele ist nun frei und kann den Raum verlassen. Danach wasche ich ein letztes Mal das Gesicht von Herrn P. und kämme seine verklebten und verschwitzten Haare, ein letztes Mal lagere ich seinen ausgemergelten Körper, dann muss ich gehen. Mein Dienst ist gleich zu Ende und ich sollte schon seit einigen Minuten die Dienstübergabe an meine Nachtdienstkollegin machen. Eigentlich hatte ich um halb sieben meine Arbeit auf der Station beendet und wollte nur noch rasch die Pflegedokumentationen fertig schreiben, bevor ich die Dienstübergabe mache. Ich weiß nicht, warum ich dann doch noch einmal in das Zimmer von Herrn P. ging. Wahrscheinlich sollte es einfach so sein, dass er in meinem Beisein verstarb, nachdem wir diesen ganzen Tag miteinander durchgestanden hatten. Jetzt schiebe ich den Medikamentenwagen vor mir her und gehe über den langen Gang zu unserem Dienstzimmer, dabei treffe ich meine Kollegin vom Tagdienst. Sie ist völlig überrascht, als ich ihr sage, dass Herr P. gerade verstorben ist. Wir gehen gemeinsam mit der Kollegin, die Nachtdienst hat, nochmals in das Zimmer des gerade Verstorbenen und betrachten sein friedliches Gesicht. Wir sehen uns an und wissen, ohne es auszusprechen, dass wir erleichtert sind, dass Herr P. endlich sterben konnte.

Loslassen

Wenn ich festhalte,
bin ich gefangen, gelähmt,
erstarrt, energielos, blockiert
unfrei, ständig im Gestern und
dem Leben immer ferner.
Wenn ich loslasse,
bin ich gereinigt, befreit,
lebendig, voller Energie, offen,
zugänglich, im Jetzt, spontan
und so mitten im Leben.[18]

Da ich Herrn P. während des ganzen Tages viele Stunden lang begleitet habe, rufe ich seine Ehefrau an, um ihr vom Tod ihres Mannes zu berichten. Sie weiß seit Wochen, dass „es" jeden Tag soweit sein konnte, trotzdem bricht sie unter der Last meiner Worte fast zusammen. Ich spüre förmlich ihre Ohnmacht, ihre Fassungslosigkeit, ihren großen Schmerz und höre ihr hemmungsloses Weinen. Sie ist gerade bei Freunden, diese werden sie dann für ein letztes Abschiednehmen zu ihrem verstorbenen Mann bringen. Nach diesem aufwühlenden Gespräch rufe ich noch das Bestattungsunternehmen an und erledige die nötigen schriftlichen Arbeiten. Erst dann übergebe ich meiner Kollegin den Dienst. Kurz überlege ich noch, ob ich auf das Eintreffen der Ehefrau warten soll, entscheide mich aber dann doch dagegen. Der Tag ist für mich sehr lange und sehr anstrengend gewesen, er hat mich viel Kraft gekostet. Also gehe ich jetzt endlich nach Hause, denn ich weiß nicht, ob ich jetzt in der Lage wäre, auch noch die Ehefrau in ihrem Schmerz zu begleiten. Ich möchte das ganz einfach nicht mehr. Ich denke, ich habe für heute mehr als genug getan. Meine Reserven sind erschöpft. Erst beim Heimfahren wird mir bewusst, dass ich noch immer aufgewühlt und auch total überdreht bin. Ich laufe in gewisser Weise auf Hochtouren. Mein Körper ist sehr müde nach mehr als dreizehn Stunden Dienst, aber meine Gedanken galoppieren wild durcheinander. Zuhause schenke ich mir ein Glas Prosecco ein und setze mich alleine eine Weile in den Garten. Ich will zur Ruhe kommen, versuchen zu entspannen und nachdenken. Außerdem will ich im Moment nichts hören, auch nichts von meinen Angehörigen, die meinen momentanen Zustand nicht verstehen könnten. Ich lasse den Tag nochmals Revue passieren und denke auch an die letzten Wochen, während derer wir Herrn P. auf unserer Station betreuten.

Herr P. war Mitte 50, ein kleiner drahtiger Typ mit sonnengebräunter Haut und wilden Locken. Er hat in seinen jungen Jahren viel von der Welt gesehen und sich vor einigen Jahren mit seiner Frau in ein ruhiges, naturverbundenes Leben abseits vom lauten Leben einer Großstadt zurückgezogen. Die beiden hatten sich bewusst für ein Leben in der Natur und der Ein-, oder besser gesagt, Zweisamkeit entschlossen. Dann kam es, völlig überraschend für die beiden, zu der niederschmetternden Diagnose Krebs in weit fortgeschrittenem Stadium. Herr P. nahm diese Diagnose zur Kenntnis und lehnte jede Therapie ab. Er verließ das Krankenhaus und ging nach Hause. Einige Wochen wurde er während seiner schweren und rasch voranschreitenden Krankheit zuhause betreut, dann, als er und seine Frau mit dieser Situation nicht mehr zurechtkamen, entschloss er sich, zu uns ins Hospiz zu kommen. Herr P. war zu dieser Zeit noch sehr gesprächig und erzählte gerne aus seinem Leben. Seine Frau besuchte ihn täglich und so konnten sie viel Zeit gemeinsam verbringen. Sein Zimmer hat Herr P. kein einziges Mal verlassen. Wir Pflegenden konnten das kaum verstehen, da er ja so naturverbunden war und sich früher immer gerne im Freien aufgehalten hatte, wie er selbst erzählte. Natürlich respektierten wir seinen Wunsch. Sein restliches Leben, oder richtiger gesagt, sein wochenlanges Sterben, geschah also in seinem auf seinen Wunsch abgedunkelten Zimmer. Herr P. wollte nichts mehr wissen von dieser Welt da draußen. Er konnte es nicht ertragen, diese sonnendurchflutete Welt zu sehen, an der er nicht mehr teilhaben konnte oder wollte. Es war gerade Frühling, viele Pflanzen blühten bereits in den prächtigsten Farben, es lagen wunderbare Düfte in der Luft, und die Vögel zwitscherten den ganzen Tag fröhlich vor sich hin. Aber Herr P. wollte all dies weder sehen noch hören. Er wollte nur noch in seinem Bett liegen und seine Ruhe haben, und wir als Pflegende mussten das so annehmen. Herr P. durchlebte alle Phasen seines Sterbens, die uns Sterbebegleitern nur allzu bekannt sind, sehr intensiv. Die Phase des Annehmens erreichte er allerdings scheinbar erst unmittelbar vor seinem Sterben. Manchmal war er sehr wütend, weil er todkrank war, ein anderes Mal war er voller Aggression, manchmal wünschte er sich, endlich zu sterben und gleich darauf sprach er davon, wieder gesund werden zu wollen. An manchen Tagen hatte er viel zu erzählen, an anderen durften wir ihn kaum ansprechen. Seine Stimmungen wechselten häufig innerhalb von Minuten. Gerade noch war er fröhlich und lachte, im nächsten Moment war er verzweifelt oder wütend. Ich hatte noch niemals zuvor einen Patienten betreut, der in einem solch riesigen Zwiespalt von Gefühlen und Emotionen gefangen zu sein schien.

Für uns Schwestern wurde die Pflege dieses Patienten bald zu einer großen Herausforderung. Herr. P. begann rund fünf Wochen vor seinem Tod alle pflegerischen Handlungen vehement abzulehnen. Er wollte weder gepflegt noch gelagert werden, er wollte seine Ruhe haben, aber dabei nicht alleine sein, er wollte sprechen, aber nichts hören, er wollte nichts mehr essen, er wollte keinerlei Ablenkung wie Radiohören oder Fernsehen, er wollte keinesfalls sein Zimmer verlassen, er wollte bald niemanden außer seiner Frau sehen. Er lehnte ehrenamtliche Besucher ab, bald durften wir in seiner Gegenwart nur noch flüstern, und einige Tage vor seinem Tod durften wir ihn nicht einmal aufwecken, wenn wir ihm die verschriebenen Medikamente spritzten.

Herr P. hatte sich in die Vorstellung verrannt, dass man, wenn man sterben will, sich nur einfach hinlegen und die Augen schließen muss. Bestimmt gibt es Menschen, bei denen es so oder ähnlich funktioniert, aber üblicherweise geschieht Sterben, so wie ich es schon unzählige Male hier im Hospiz miterlebt habe, doch etwas anders. Ein menschlicher Körper hält nämlich unglaublich viel aus, viel mehr, als man manchmal glauben könnte.

Jedenfalls wollte Herr P. plötzlich nichts mehr essen, verlangte nach immer höheren Dosen von Schmerz- und Schlafmitteln und wollte möglichst rasch „hinüberschlafen". Bei diesem Vorgang wollte er von niemandem gestört werden. Uns Schwestern ertrug er vermutlich nur deshalb, weil es nicht anders ging. Wir alle, das sagte er manchmal, standen für den Tod, vor allem seinen Tod. Wir hatten in seiner Vorstellung nichts mit dem Leben da draußen zu tun. Trotzdem mochte er uns auf seine sehr spezielle Art, denn er wusste, dass er sich auf uns verlassen konnte, dass wir für ihn da waren, auch wenn er sich „schlecht" benahm, wie er das nannte. Manchmal entschuldigte er sich auch und bat um unser Verständnis. Schließlich, so sagte er immer, liege er ja im Sterben und da könne man sich schon manchmal etwas seltsam benehmen. Wenn wir sein abgedunkeltes Zimmer betraten, lag er meist bewegungslos da und hatte über seine Augen ein Tuch gebreitet, damit er nichts mehr von dieser Welt sehen musste. So wollte er sterben. Zumindest sagte er das oft. Manchmal sprach er davon, wie ungerecht dieses Leben sei und wollte es dann doch wieder zurückhaben, dieses Leben.

Wir gingen im Team mit dieser für uns alle doch eher ungewöhnlichen und auch belastenden Situation so um, dass während jedes Tagdienstes nur noch eine Schwester zu ihm ins Zimmer ging, um sich um ihn zu kümmern. Herr P. konnte so manches Mal überaus fordernd sein und ließ häufig seinen Frust mit Worten an seiner Frau und auch an uns Pflegenden aus. Der Umgang mit ihm war meist nicht einfach. Es gab Tage, an denen wir gemeinsam lachten und auch solche, an denen er uns Schwestern mit seinem Verhalten an unsere Grenzen brachte.

An seinem Todestag war ich für seine Pflege zuständig. Morgens erhielt er von mir seine Medikamente, danach durfte ich ihn nach einigem Überreden waschen, sein Bett frisch beziehen und bequem lagern. Zu diesem Zeitpunkt erweckte sein Zustand bei mir nicht den Eindruck, dass dies sein letzter Tag sein würde. Herr P. war nach seinen Angaben schmerzfrei und hatte nur ein bisschen Probleme mit dem Abhusten. Am späteren Vormittag besprach er mit unserer Ärztin noch die laufende Medikation und ruhte sich danach aus. Ab mittags verschlechterte sich sein Zustand rapide. Er produzierte immer mehr Schleim, den er kaum abhusten konnte, und bekam anscheinend Schmerzen. Er sprach plötzlich kaum noch verständlich und wurde sehr unruhig. Bei einer neuerlichen Visite reagierte unsere Ärztin sofort und verabreichte die nötigen Medikamente. Herr P. wurde wieder ruhiger und schlief ein wenig. Am frühen Nachmittag spitzte sich die Situation zu. Der Patient wurde immer unruhiger, ständig fuchtelte er mit seinen Armen durch die Luft und begann damit, sich jedes Mal an mich zu klammern, wenn ich bei ihm war. Seine Worte waren inzwischen nicht mehr zu verstehen. Wieder kam unsere Frau Doktor und wir besprachen, was zu tun sei. Es war unser Ziel, dass Herr P. möglichst schmerz- und angstfrei sterben konnte. Es war nun abzusehen, dass sein Tod innerhalb kurzer Zeit, vielleicht sogar innerhalb der nächsten Stunden eintreten würde. Am späteren Nachmittag war ich fast ständig im Zimmer von Herrn P. Manchmal hielt ich ihn wie ein Baby in meinen Armen, während sich sein Oberkörper aufbäumte und er mit weit geöffnetem Mund und aufgerissenen Augen seine Fingernägel mit aller Kraft in meine Arme bohrte. Es waren auch für mich schlimme Stunden, denn ich konnte nichts anderes mehr für diesen Mann tun, als da zu sein und diese Stunden mit ihm gemeinsam überstehen. Das Gesicht des Sterbenden war nun meist zu einer Fratze verzerrt und ich konnte nichts gegen seine Unruhe tun. Häufig musste ich seinen Körper lagern, damit er es halbwegs bequem hatte. Kurz vor 18.00 Uhr begann sich Herr P. endlich zu entspannen und ruhiger zu werden. Ich verließ müde und abgekämpft sein Zimmer, um noch rasch zu meinen anderen Patienten zu gehen und danach die notwendigen schriftlichen Arbeiten zu erledigen. Kurz darauf hatte ich das Gefühl, ich müsste nun doch noch einmal zu Herrn P. gehen. Leise betrat ich sein Zimmer und setzte mich neben sein Bett. Er lag nun völlig entspannt und ruhig da. Ich wusste plötzlich, dass er sehr bald, vermutlich innerhalb der nächsten Minuten, versterben würde, also nahm ich wieder seine Hände in meine und blieb bei ihm sitzen. Ich sagte ihm, dass ich ihn nicht alleine lassen würde und er keine Angst haben müsse. Bald darauf hörte das Herz von Herrn P. für immer auf zu schlagen. Seinem Gesichtsausdruck nach zu urteilen hatte er nun endlich seinen Frieden gefunden. Der Kampf, sein Kampf, war nun endlich ausgefochten.

Heute, einen Tag nach dem Versterben des Herrn P. sitze ich hier und schreibe diese Zeilen. Ich habe Nachtdienst und nutze die Zeit zwischen meinen Rundgängen auf der Station und den üblichen Routinearbeiten dafür. Ich bin froh und auch dankbar, dass ich den gestrigen Tag überstanden habe und dass ich heute niemandem bei seinem Sterben beistehen muss. Dafür würde mir im Moment die nötige Kraft fehlen.

Sterben als Lebensprozess

Sterben ist, das wissen wir, untrennbarer Bestandteil jeden Lebens. So wie jeder Mensch sein einzigartiges Leben lebt, so stirbt auch jeder Mensch seinen einzigartigen Tod. Die Situationen Sterbender sind stets individuell, je nach Alter, Lebensgeschichte, Erfahrungen, erlernten Strategien, sozialem, kulturellen und religiösen Umfeld, Art der Erkrankung, Symptomen und Krankheitsstadium. Bei der Begleitung, Betreuung und Pflege von Menschen in der letzten Lebensphase ist es notwendig, Sterben als Lebensprozess anzuerkennen. Die Selbstbestimmung der Betroffenen muss so lange wie möglich aufrechterhalten werden, Sterbende dürfen nicht entmündigt werden. Damit sie sich nicht als hilflos in ihrer Abhängigkeit fühlen, ist es wichtig, ihr Selbstwertgefühl zu stärken und zu erhalten. Professionell Pflegende ermöglichen es ihren Patienten, ihre Eigenarten zu bewahren und respektieren Sonderwünsche. Sie nehmen Gefühlsausbrüche, Wut oder Aggression nicht persönlich, sondern betrachten diese Gefühle als Ausdruck der Auseinandersetzung des Sterbenden mit dem nahenden Tod. Besonders in den letzten Stunden berücksichtigen die Pflegenden die Wünsche der Sterbenden, beispielsweise die Benachrichtigung von Angehörigen oder die Erfüllung religiöser Bedürfnisse.

Die Betreuung und Begleitung von Schwerkranken und Sterbenden in einer Institution des Gesundheitswesens erfordert vom Personal nicht nur die nötige fachliche Kompetenz, Engagement und reibungslos funktionierende Teams, sondern vor allem menschliche Qualitäten. Wir brauchen nicht nur eine fundierte Ausbildung, sondern auch Lebens- und Berufserfahrung, Mut, genügend Zeit, die Auseinandersetzung mit der eigenen Vergänglichkeit, Mitgefühl und echtes Interesse an unseren Mitmenschen, wenn wir Sterbenden hilfreich beistehen wollen. Welchem Patienten nützt schon der fachlich erstklassig qualifizierte Mitarbeiter, egal ob Arzt, Pflegender, Seelsorger oder Therapeut, wenn dieser menschlich gesehen wenig zu geben hat? Wenn jemand schwerkrank ist, Schmerzen und Angst hat, vielleicht sogar um sein Leben fürchtet, sind vor allem menschliche Qualitäten von der Gruppe der medizinischen Helfer gefordert. Medizinisches und pflegerisches Wissen alleine reichen hier nach meiner Ansicht nicht aus.

Was erwarten Patienten von Pflegenden?

Sie und ihre Angehörigen wollen von kompetenten Fachleuten betreut werden. Sie wünschen sich aber auch, dass ihnen diese Fachleute als Menschen begegnen und sie als Personen wahrnehmen. Sie wünschen sich Einfühlungsvermögen, Zuwendung und Anteilnahme – eine Haltung der Betreuenden. Eine freundliche Stimme, ein Lächeln, ein fröhliches Gesicht; dies sind Lichtblicke für Patienten und Angehörige. Sie schätzen Betreuende, die sich vorstellen, sie begrüßen, sich verabschieden und auch einmal über alltägliche Dinge reden. Für Patienten und auch ihre Angehörigen ist es hilfreich, von lieben und netten Menschen mit guten Umgangsformen betreut zu werden. Unfreundlichkeit erleben sie als verletzend. Betreuung umfasst natürlich mehr als lieb und nett sein. Fehlen diese Eigenschaften, wird eine gute, partnerschaftliche Beziehung zwischen den Patienten, Angehörigen und Betreuenden gefährdet. Gute Umgangsformen, Freundlichkeit und Fröhlichkeit sind unbedingt notwendige Voraussetzungen für eine gute Betreuung. Betreuende, die auch im oft hektischen Spitalalltag diese Voraussetzungen erfüllen, erfüllen hohe Anforderungen. Es reicht allerdings nicht, wenn Betreuende ein freundliches Gesicht aufsetzen. Die guten Umgangsformen, Freundlichkeit und Fröhlichkeit müssen fest in Rücksichtnahme, Einfühlungsvermögen und Respekt verwurzelt sein. Rücksichtsvolle, einfühlsame Betreuende zeigen Verständnis für Patienten und Angehörige, weil sie sich gedanklich in ihre Situation versetzen können. Solche Betreuende werden als engagiert, verfügbar und als gute Zuhörer erlebt. Sie sind fähig, Ungesagtes zu spüren und adäquat zu reagieren. Zudem respektieren diese Betreuenden alle Patienten und Angehörigen gleichermaßen als Mitmenschen, unabhängig von ihrer sozialen Stellung, ihrer Herkunft oder Krankheit.[19]

In Hospizen ist es unumgänglich, den ganzen Menschen mit all seinen physischen und psychischen Bedürfnissen wahrzunehmen und nicht nur seine Erkrankung zu sehen. In einem Hospiz geht es nicht um Lebensverlängerung um jeden Preis, sondern um die Lebensqualität der verbleibenden Zeit. Sterben bedeutet in einem Hospiz, Leben bis zum letzten Atemzug.

Herr E. – Ein Kavalier der alten Schule

Ich habe Herrn E. damals auf unserer Station aufgenommen. Er war 82 Jahre alt, litt an Lungenkrebs und kam aus einem Krankenhaus zu uns. Von den vorher geführten Telefonaten wussten wir, dass unser neuer Patient im Sterben lag. Es sollte ihm laut Auskunft des Krankenhauses so schlecht gehen, dass er nicht mehr ansprechbar sei, wahrscheinlich nicht einmal die nächsten Tage überleben würde. Herr E. befand sich, wie angekündigt, in sehr schlechter körperlicher Verfassung. Ich brachte ihn gemeinsam mit den Rettungsleuten in sein Zimmer, und wir legten ihn in sein Bett. Der arme Mann war tatsächlich nicht ansprechbar, reagierte kaum, weder durch Worte, Mimik oder Gestik. Er öffnete nur manchmal ganz kurz seine müden Augen.

Immer wenn wir einen neuen Patienten auf unserer Station aufnehmen, kümmert sich die zuständige Schwester so lange um ihn, bis er alles hat, was er braucht, egal ob dies ein paar Minuten oder auch ein paar Stunden dauert. Ich lagerte Herrn E. also zuallererst einmal bequem, erzählte ihm dabei, wo er nun war und räumte seine persönlichen Dinge in den Schrank. Er war so erschöpft, dass er fast den ganzen Tag verschlief. Meine Kollegin und ich sahen oft nach ihm, aber er rührte sich kaum. In den kommenden Tagen änderte sich nichts an dem Zustand von Herrn E. Er schlief meistens und reagierte kaum, wenn wir ihn ansprachen. Einige Tage später allerdings war er wieder ansprechbar. Wir nahmen uns sehr viel Zeit für seine Pflege, und überraschenderweise erholte er sich soweit, dass er bald wieder sitzen und essen konnte. Aber es sollte noch besser kommen. Herrn E.'s Gesundheitszustand verbesserte sich im Laufe der nächsten Wochen soweit, dass er sogar sein Zimmer verlassen konnte – und zwar bald auf seinen eigenen Beinen. Es war einfach großartig zu sehen, wie gut es ihm plötzlich wieder ging.

Herr E. wurde vor seinem Tod rund ein halbes Jahr im Hospiz betreut. Es war wie ein kleines Wunder für ihn, für seine Angehörigen und natürlich auch für uns Schwestern.

Dieser alte Herr war ein feiner Mensch mit einem guten Charakter und er war bei allen, die mit ihm zu tun hatten, sehr beliebt. Wir mochten seine liebe Art, sein stilles Wesen, seinen Humor, sein verschmitztes Lächeln und seine ganz persönliche, sehr respektvolle Art, wie er mit seinen Mitmenschen umging. Ich habe in all den Monaten, in denen Herr

E. bei uns lebte, sehr viel Zeit mit ihm verbracht. Wir beide verstanden uns gut, hatten uns immer etwas zu erzählen und haben oft gemeinsam gelacht. Ich kann mich noch an manche Szenen zwischen uns erinnern, als wären sie erst vor wenigen Tagen oder Wochen geschehen.

Als Herr E. zu uns kam, hatte er einen Dauerkatheter. Später, als er schon sein Zimmer verlassen konnte, fand er den Katheter seltsamerweise sehr praktisch. Nachdem das Thema mit ihm und im Team besprochen worden war, wurde der Katheter entfernt und Herr E. erhielt vorerst Inkontinenzeinlagen, bis er seine Harnblase ausreichend trainiert haben würde. Wir hofften, dass er bald auch dieses Hilfsmittel nicht mehr brauchen würde. Ich habe öfter mit ihm über dieses Thema gesprochen und mein Patient sagte mir doch tatsächlich, dass er die Einlagen sehr praktisch finden würde. So brauchte er nicht ständig aufs Klo zu gehen, meinte er. Besonders nachts würde er viel lieber schlafen, als regelmäßig aufs Klo zu gehen. Ich war fast ein bisschen entsetzt über das, was ich da hörte. Obwohl wir Schwestern öfter mit ihm über seinen Unwillen, die Toilette zu besuchen gesprochen hatten, änderte sich nichts an seiner Einstellung. Einlagen waren für ihn praktisch und damit basta. Dafür hatte ich allerdings wenig Verständnis. Ich weiß noch, dass ich eines Abends an seinem Bett saß und erreichen wollte, dass er endlich auf die Einlagen verzichtete. Ich kann mich an dieses Gespräch noch recht gut erinnern. Wir plauderten zuerst ein bisschen über den vergangenen Tag, und dann sprach ich wieder einmal das für ihn so leidige Thema Einlagen an. Er wusste inzwischen, dass ich ganz schön hartnäckig sein konnte. Also seufzte er ergeben, verdrehte die Augen, hörte mir aber zu. Ich fragte ihn zuerst, wie alt er sei, und er sagte: „Na ich bin bald 83, das wissen sie ja." „Na also", sagte ich, „Bald 83, ein beachtliches Alter. Und von all den vielen Jahren, die sich schon auf der Welt sind, haben sie fast 80 Jahre lang keine Einlagen gebraucht, sondern sind aufs Klo gegangen, wenn sie mussten." Er blickte mich jetzt gespannt an und sagte: „Na und? Jetzt find ich sie praktisch." „Was heißt hier na und?", fragte ich ihn. „Wieso wollen sie jetzt plötzlich wieder gerne in die Hosen machen wie ein kleines Kind? Und was heißt hier praktisch, schließlich geht jeder Erwachsene aufs Klo, wenn er muss, außer er ist zu krank dazu." So ähnlich habe ich damals mit ihm gesprochen. Nach einigem Zögern meinte er, ich hätte ja eigentlich nicht ganz unrecht und wir einigten

uns darauf, noch in dieser Nacht den ersten Versuch ohne Einlage zu starten. Herr E. benützte bald darauf tagsüber keine Einlagen mehr und kurze Zeit später ging es auch nachts ganz ohne sie. Als es soweit war, war er sehr stolz auf sich. Später erzählte er anderen oft lächelnd: „Jaja, die Romy war's, wegen ihr brauch ich jetzt keine Einlagen mehr."
Bald nachdem Herr E. wieder mobil war, spielte sich abends zwischen ihm und mir eine Art Ritual ab. Dabei ging es um die Kleidung, die er tagsüber trug. Wenn er abends seinen Pyjama anzog, hängte er seine Kleidung über einen Sessel. Hatte ich Dienst, nahm ich jedes Kleidungsstück einzeln in die Hand und guckte, ob es noch sauber war. Meist war alles schmutzig, also kam es in den Schmutzwäschesack, da gab's nichts daran zu rütteln, auch wenn Herr E. seine Kleider immer nur ungern herausrückte. Ich erklärte ihm dann jedes Mal, dass schmutzige Wäsche in den Wäschesack kommt, da gibt es keine Diskussionen. Ich zeigte ihm auch immer die diversen Schmutzflecke, damit er mir glauben konnte. Dann sagte er üblicherweise grinsend zu mir: „Romy, Sie sind wie meine Frau. Die hat das auch immer genauso gemacht wie Sie." Über diesen Satz musste ich immer wieder lächeln, auch wenn ich ihn unzählige Male hörte. Dieses Spielchen verlief tatsächlich immer gleich. Ich nahm die schmutzige Wäsche, Herr E. sagte, die Wäsche sei gar nicht schmutzig, ich zeigte ihm jeden einzelnen Schmutzfleck und düste dann mit der Wäsche aus dem Zimmer. Wenn ich wieder zurückkam, legte ich ihm frische Kleidung für den nächsten Tag zurecht. Hatte ich Tagdienst, wünschte ich ihm danach eine gute Nacht, hatte ich Nachtdienst, plauderten wir meistens noch ein bisschen. Ich hörte Herrn E. bis zu seinem Tod oft zu seinen Besuchern sagen: „Und das ist die Romy, die ist wie meine Frau. Sie nimmt mir auch immer am Abend meine Wäsche weg." Er hat das immer so gesagt, dass ich es auch bestimmt hören konnte, und ich glaube, es hat ihm genauso viel Spaß gemacht wie mir. Es war eine vergnügliche Zeit mit Herrn E. Er genoss jeden Tag, den er noch zu leben hatte. Oft bemerkte er, wie dankbar er war, dass ihm das alles noch vergönnt war. Er hatte damals, als er zu uns kam, auch geglaubt, dass er bald sterben würde. So aber wurde er wieder sehr selbständig, war schmerzfrei, konnte herumgehen, und hin und wieder holten ihn seine Töchter zu einem kleinen Ausflug ab, wenn er das wollte. Er sagte auch immer wieder, dass er sich bei uns sehr wohl fühlte und

dass es bei uns viel besser sei, als zuhause. Dorthin wollte er nicht mehr zurückgehen. Bei uns hätte er alles was er wollte und brauchte. Das waren seine Worte. Herr E. konnte auch wieder mit Appetit essen, manchmal trank er gern ein kleines Gläschen Wein und er freundete sich mit einem ebenfalls mobilen Mitpatienten an, mit dem er oft und gerne plauderte oder spazieren ging. Wenn er alleine war, hörte er Musik, sah ein wenig fern oder las. Herr E. wurde erst ganz kurz vor seinem Tod bettlägerig. Wenn ich mich recht erinnere, war er noch wenige Tage vor seinem Tod im Haus unterwegs und erfreute seine Mitmenschen mit seinem sanften Lächeln, seiner charmanten Art und seiner Freundlichkeit. Als er eines Morgens verstarb, war ich eine der Schwestern, die an seinem Bett saßen und seine Hand hielten. Seine Töchter sagten uns, dass sie sehr glücklich waren, weil ihr geliebter Vater bei uns so glückliche Monate verbringen konnte.

Geschenke der Vergangenheit

Was immer deine Erinnerungen dir auch erzählen:
sie sind die Geschenke der Vergangenheit an dich,
kleine Kostbarkeiten, die dir ganz alleine gehören.
Ich wünsche dir den Mut, sie in dein Herz zu rufen,
wenn du dich nach ihnen sehnst.
Aber auch die Kraft, sie wieder in dein Innerstes zurückzulegen,
wenn das Leben deine ganze Aufmerksamkeit braucht.[20]

Es ist für mich immer wieder beeindruckend mitzuerleben, dass sich Patienten, die nach Aussagen von überweisenden Ärzten vermutlich in den nächsten Tagen versterben werden, doch noch erholen können. So mancher von ihnen erlebte bei uns noch wertvolle Zeit, von der er glaubte, sie eigentlich nicht mehr zu haben. Spricht man mit diesen Menschen, so bekommt man immer wieder sehr ähnliches zu hören. Bei uns sei alles so anders als in Krankenhäusern, hier sei es so schön, hier kämen sie endlich zur Ruhe und die meisten sagen auch, dass wir Schwestern ganz anders sind, als das Personal im Krankenhaus. Ich vermute aber, wir sind gar nicht so anders als die Schwestern in Krankenhäusern. Der Unterschied ist, dass wir aufgrund unseres speziellen Personalschlüssels einfach viel mehr Zeit für die Betreuung unserer Patienten zur Verfügung haben. Außerdem geht es in Hospizen nicht darum, die Lebenszeit der Patienten um jeden Preis zu verlängern, sondern die verbleibende Zeit so wertvoll wie möglich zu gestalten. Wir betrachten Sterben als zum Leben gehörend und den Tod nicht als Feind. In Krankenhäusern hingegen gilt es, Leben zu retten und zu erhalten. Scharen von verletzten oder kranken Menschen werden täglich behandelt oder aufgenommen und betreut, Krankheiten werden diagnostiziert, therapiert und oft auch geheilt. Auf mich wirken Krankenhäuser ähnlich wie Bienenstöcke. Es „summt und brummt", oft wuseln viele Menschen durch die Gänge und Stationen, selten herrscht jene Stille, die man als angenehm und beruhigend empfindet. Es dominieren Stimmungen, Gerüche und Geräusche, die vielen Menschen ein mulmiges Gefühl verursachen. Krankenhäuser sind Orte, die bestimmt von sehr vielen Menschen eher ungern betreten werden. Am wohlsten fühlt man sich hier in der Regel noch als Besucher. Ist man selber Patient oder gerade dabei, einer zu werden, verursacht das aller Wahrscheinlichkeit nach in den meisten Fällen Unbehagen oder Angst, denn man weiß ja nicht so recht, was einen hier erwartet. Wohl jeder Patient hofft, so schnell wie möglich wieder gesund zu werden, um wieder nach Hause gehen zu können.

In einem Krankenhaus ist man auch heute manchmal noch z. B. „die Galle" oder vielleicht „der Magen" von Zimmer 20. Ich habe während meiner Ausbildungen insgesamt zwei Jahre auf verschiedenen Stationen in mehreren Krankhäusern und in Pflegeheimen verbracht und selbst diese und ähnliche Aussagen von Ärzten und Pflegepersonen gehört. Erschreckend, nicht? Wären Sie gerne „die Galle" oder „der Magen" vom Zimmer 20? Bestimmt nicht, würde ich meinen. Wir alle haben doch nicht nur eine Krankheit! Wir alle haben auch einen Namen, unsere Persönlichkeit, Ängste, Schmerzen, Wünsche, Ziele, Hoffnungen. Besonders wenn wir leiden, wollen wir ernst und wichtig genommen, respektiert und verstanden werden. Wir wollen ein Mensch bleiben, unsere Individualität behalten und nicht zu einem „Fall" werden.

Für Sterbende ist die Zeit verändert: Sie sind sich ihrer Zukunft nicht mehr sicher. Umso wertvoller – weil plötzlich begrenzt und knapp – wird die gegenwärtige Zeit. Sterbende erfahren, dass Leben sich nicht in die Zukunft verschieben lässt.[21]

Herr A. – Lachen, Pfiffe und viel Trubel

Herr A., er wollte von Anfang an von uns Schwestern mit „du" und seinem Vornamen angesprochen werden, wurde damals im Juni auf unserer Station aufgenommen. Er war 59 Jahre alt, verheiratet, hatte eine erwachsene Tochter und viele Freunde, die ihn alle gerne und oft besuchten. Max, wie wir ihn hier nennen wollen, litt seit kurzem an einem sehr ungünstig gelegenen und somit inoperablen, rasch wachsenden Gehirntumor, der ihn innerhalb kürzester Zeit zu einem Pflegefall gemacht hatte. Als er zu uns kam, brauchte er in allen Bereichen des täglichen Lebens Unterstützung. Er konnte sich nicht mehr alleine pflegen oder sein Bett verlassen. Max war noch vor wenigen Monaten ein „Hans Dampf in allen Gassen" gewesen, ein überaus fröhlicher, lebenslustiger Mensch, der viel gearbeitet hatte, in seiner Freizeit ständig unterwegs war und zahlreiche soziale Kontakte pflegte. Jetzt war er plötzlich zum Liegen und zur Unselbständigkeit verdammt, galt als austherapiert und hatte keine Hoffnung mehr, wieder gesund zu werden. Obwohl er mit seinem Schicksal haderte, war er bereit, es anzunehmen und das Beste daraus zu machen. Er war ein gut aufgeklärter Patient, der wusste und dies auch öfter aussprach, dass er unsere Station nicht mehr lebend verlassen würde. Da Max ein leidenschaftlicher Raucher war, brachten wir ihn täglich mehrmals zum Rauchen in unseren Wintergarten. So lernten ihn bald alle Schwestern, auch die der Nachbarstation kennen, ebenso alle Patienten und Angehörigen, die sich ebenfalls öfter einmal für eine Zigarettenpause im Wintergarten einfanden. Alle, die Max kennen lernten, fanden ihn sympathisch, denn er lachte oft und gerne, konnte sogar über sich selbst und seine schwere Krankheit lachen. Er erzählte gerne Geschichten aus seinem aufregenden Leben, seinen häufigen Urlauben, und mit besonderer Hingabe erzählte er von seinem Segelboot, auf das er so besonders stolz war. Manchmal zeigte er mir auch Fotos von seinem wunderschönen Haus, das er mit seinen eigenen Händen erbaut hatte. Oft sagte er zu mir: „Komm Romy, gemma ane rauchn." Dann brachte ich ihn in den Wintergarten zum Rauchen. Da wir im Wintergarten keine Glocke anschließen können, besorgten wir für Max ein „Pfeiferl" und so pfiff er jedes Mal, wenn er etwas von uns wollte. Bald wusste jeder, was dieses ungewöhnliche

Geräusch, der Pfiff, bedeutete – Max wollte etwas. Max pfiff gerne, oft, lange und laut drauf los und rief dann mit seiner mächtigen Stimme, die über den ganzen Gang hallte, seine Wünsche jener Person entgegen, die gerade über den Gang in seine Richtung ging. In den Wochen, in denen wir Max betreuten, war also fast immer etwas los auf unserem sonst eher ruhigen Gang.

Max hatte eine mitreißende und überaus humorvolle, liebenswerte Art, die scheinbar bei all seinen Mitmenschen großen Anklang fand. Er war ein außergewöhnlicher Mensch. Wir alle mochten ihn, denn er war sehr sympathisch und trotz seiner schweren Erkrankung immer noch ein dynamischer Mann. Obwohl er nur noch wenig Zeit zu leben hatte und ihn dies manchmal sehr nachdenklich und traurig stimmte, versprühte er oft unsagbare, mitreißende Lebensfreude. Wann immer Max Lust hatte, setzten wir ihn in einen Rollstuhl, und so konnte seine Familie mit ihm Spaziergänge unternehmen, mit ihm durch das große Haus fahren oder eine fröhliche Stunde in der Kantine verbringen.

Rund einen Monat später verschlechterte sich sein Zustand täglich, und bald konnte und wollte er das Bett nicht mehr verlassen. Nur noch selten brachten wir ihn in den Wintergarten, denn die Zigaretten schmeckten ihm meistens nicht mehr. In den letzten Tagen vor seinem Tod sprach er nicht mehr, konnte nichts mehr essen, sich kaum noch bewegen. Er focht einen stillen und trotzdem verbissenen Kampf gegen den nahenden Tod. Dies war für seine Familie kaum zu ertragen. Max, dieser so außergewöhnlich lebenslustige Mensch, wollte noch so viel mit seiner Frau, seiner Tochter und seinen Freunden erleben, aber dazu war es nun zu spät. Nach einigen Tagen half alles Kämpfen nicht mehr – Max starb.

Ich lebe mein Leben in wachsenden Ringen,
die sich über die Dinge ziehn.
Ich werde den letzten vielleicht nicht vollbringen,
aber versuchen will ich ihn.

Rainer Maria Rilke

Max verstarb an einem 29. Juli, nur wenige Monate, nachdem seine Krankheit diagnostiziert worden war. Sein früher Tod machte uns alle sehr betroffen, und wir vermissten eine Zeit lang sein fröhliches Lachen und die schrillen Pfiffe, die noch vor kurzem so oft über den Gang gehallt waren. Max war bis zum heutigen Tag der „fröhlichste" Sterbende in unserem Hospiz. Es war ein Geschenk, ihn in seinen schwersten Stunden begleiten zu dürfen.

Patientenrechte / Rechte Sterbender

Zum Thema Patientenrechte finden Interessierte im Internet sehr viele Informationen. Da fast alle Menschen irgendwann in ihrem Leben Patienten sind, sollten sie auch über ihre Rechte Bescheid wissen. In Österreich wurden diese Rechte 1999 in einer Patientencharta zusammengefasst, die der Sicherstellung der Patientenrechte dient. Krankenanstalten sind gesetzlich verpflichtet, die Rechte der Patienten zu beachten und ihnen die Wahrung ihrer Rechte zu ermöglichen. Landeskrankenanstaltengesetze bilden dafür die gesetzliche Grundlage. Patientenrechte schützen und unterstützen den Patienten im Verlauf einer Behandlung in allen Einrichtungen des Gesundheitswesens.

Die wichtigsten Patientenrechte sind: das Recht auf Selbstbestimmung, das Recht auf Information, das Recht auf Behandlung und Pflege, das Recht auf Achtung der Würde und Integrität und das Recht auf Unterstützung durch die Patientenanwaltschaft. Für den Bereich des Sozialwesens, z. B. für Pflegeheime, sind ähnliche Rechte geregelt und werden Heimbewohnerrechte genannt. Patientenanwaltschaften gibt es in allen Bundesländern. Diese Einrichtungen wurden zur Sicherung der Rechte und Interessen von Patienten geschaffen. Patientenanwaltschaften informieren über Patientenrechte, vermitteln bei Streitfällen, klären Mängel und Missstände auf und unterstützen bei der außergerichtlichen Schadensbereinigung nach Behandlungsfehlern.[22]

Die **Patientenrechte in Wiener Krankenanstalten** sind in § 17a des Wiener Krankenanstaltengesetzes festgelegt. Die wichtigsten Patientenrechte sind:

- *Recht auf rücksichtsvolle Behandlung*
- *Recht auf ausreichende Wahrung der Privatsphäre, auch in Mehrbetträumen*
- *Recht auf Vertraulichkeit*
- *Recht auf fachgerechte und möglichst schmerzarme Behandlung und Pflege*
- *Recht auf Aufklärung und umfassende Information über Behandlungsmöglichkeiten und Risken*
- *Recht auf Zustimmung zur Behandlung oder Verweigerung der Behandlung*
- *Recht auf Einsicht in die Krankengeschichte beziehungsweise auf Ausfertigung einer Kopie*
- *Recht des Patienten oder einer Vertrauensperson auf medizinische Informationen durch eine oder einen zur selbständigen Berufsausübung berechtigten Ärztin oder Arzt in möglichst verständlicher und schonungsvoller Art*
- *Recht auf ausreichende Besuchs- und Kontaktmöglichkeiten mit der Außenwelt*
- *Recht auf Kontakt mit Vertrauenspersonen auch außerhalb der Besuchszeiten im Fall nachhaltiger Verschlechterung des Gesundheitszustandes des Patienten*
- *Recht der zur stationären Versorgung aufgenommenen Kinder auf eine möglichst kindgerechte Ausstattung der Krankenräume*
- *Recht auf religiöse Betreuung und psychische Unterstützung*
- *Recht auf vorzeitige Entlassung*
- *Recht auf Ausstellung eines Patientenbriefes*
- *Recht auf Einbringung von Anregungen und Beschwerden*
- *Recht auf Sterbebegleitung*
- *Recht auf würdevolles Sterben und Kontakt mit Vertrauenspersonen.*[23]

Sterbende haben das Recht auf Aufklärung über ihre Erkrankung, auf umfassende medizinische, pflegerische, psychologische und seelsorgerische Betreuung, das Recht auf Mitbestimmung bei medizinischen Behandlungen bzw. deren Abbruch und das Recht auf Bestimmung über den eigenen Körper nach Eintritt des Todes.[24]

Die zwölf Rechte Sterbender
- *Das Recht, als lebender Mensch behandelt zu werden und sich ein Gefühl der Hoffnung zu bewahren, egal, wie subjektiv diese Hoffnung auch sein mag.*
- *Das Recht, Gedanken und Gefühle zum Thema Tod auf seine Weise zum Ausdruck zu bringen.*
- *Das Recht, an allen die eigene Pflege betreffenden Entscheidungen teilzuhaben.*
- *Das Recht, von mitfühlenden, sensiblen und kompetenten Menschen gepflegt zu werden, die sich bemühen, die Bedürfnisse der/s Kranken zu verstehen.*
- *Das Recht, den Prozess des Todes zu verstehen und auf alle Fragen ehrliche und vollständige Antworten zu bekommen.*
- *Das Recht, Trost in geistigen Dingen zu suchen.*
- *Das Recht, körperlich schmerzfrei zu sein.*
- *Das Recht der Kinder, am Tod teilzuhaben.*
- *Das Recht zu sterben.*
- *Das Recht, friedlich und in Würde zu sterben.*
- *Das Recht, nicht einsam zu sterben.*
- *Das Recht, zu erwarten, dass die Unantastbarkeit des Körpers nach dem Tod respektiert wird.*[25]

Bedürfnisse am Ende des Lebens

Univ.-Doz. Mag. Dr. Franz Schmatz, Psychotherapeut, Lebens- und Sozialberater, Professor an der Kirchlichen Pädagogischen Hochschule Krems/Wien, hat zahlreiche Publikationen, darunter 22 Bücher und Broschüren, geschrieben. Er hält Vorträge im gesamten deutschsprachigen Raum. In seinem Buch „Zeit zu leben, Lebenskostbarkeiten aus 25 Jahren Lebens- und Sterbebegleitung" beschreibt er folgende Vielfalt:

Wahre Vielfalt
Sterbende:
Die einen wollen allein gehen – die anderen gemeinsam.
Die einen beten – die anderen nicht.

Die einen sind geduldig – die anderen nicht.
Die einen glauben an gar nichts – die anderen glauben an irgendetwas.
Die einen erwarten die Auferstehung – die anderen die Reinkarnation.
Die einen wollen bald sterben – die anderen noch lange nicht.
Die einen lassen sich fallen – die anderen richten sich auf.
Die einen behaupten sich – die anderen lassen sich alles gefallen.
Die einen schaffen Ordnung – die anderen bleiben im Chaos.
Die einen hassen ihr Leben – die anderen lieben es.
Die einen hadern mit dem Schicksal – die anderen fügen sich ihm.
Die einen bleiben stumm – die anderen sind unüberhörbar.
Die einen verzichten auf alles – die anderen genießen bis zum Schluss.
Die einen sind aggressiv – die anderen depressiv.
Die einen hoffen – die anderen sind verzweifelt.
Die einen werden immer verkrampfter – die anderen immer gelöster.
Die einen weinen – die anderen unterdrücken es.
Die einen hoffen – die anderen resignieren.
Die einen halten fest – die anderen lassen los.
Und die meisten pendeln zwischen dem einen und dem anderen hin und her. Es geht nicht um die Frage, ob das eine gut und das andere schlecht ist. Wichtig ist, in einer individuellen Originalität zur Lebensfülle zu finden.[26]

Als ich diesen Text zum ersten Mal las, war ich tief berührt und auch beeindruckt. Diese „wahre Vielfalt", das kann ich bestätigen, erlebt man tatsächlich als Begleiter sterbender Menschen.

In Lehrbüchern für Palliativmedizin bzw. Palliativpflege finden sich unter anderen folgende Auflistungen von Bedürfnissen in der letzten Lebensphase:
· erträglicher körperlicher Zustand:
  gute Symptomkontrolle
· mitfühlende seelisch-emotionale Begleitung:
  Liebe, Hoffnung, Beistand im Sterben
· mentale Bearbeitung der Situation, der Lebensgeschichte:
  Wahrhaftigkeit

- Besprechung metaphysischer Fragen: Spiritualität
- Ordnen von Beziehungen, „letzten Dingen": Familie, Freunde, Soziales[27]
- das Bedürfnis nach Wertschätzung und Respekt
- das Bedürfnis nach Autonomie und Entscheidungsfähigkeit
- das Bedürfnis nach Sicherheit
- das Bedürfnis nach Zugehörigkeit[28]

Ratschläge eines Sterbenden

Donnerstag, 8. 12. 2005, 20.10 Uhr
Lass mich in den letzten Stunden meines Lebens nicht allein. Bleibe bei mir, wenn mich Zorn, Angst, Traurigkeit und Verzweiflung heimsuchen und hilf mir zum Frieden zu gelangen. Denke nicht, wenn du ratlos an meinem Bette sitzt, dass ich tot sei. Ich höre alles was du sagst, auch wenn meine Augen gebrochen scheinen. Das richtige wäre mir etwas zu sagen, das es mir nicht schwerer, sondern leichter macht mich zu trennen. So vieles, fast alles, ist mir jetzt nicht mehr wichtig. Ich höre, obwohl ich schweigen muss und nun auch schweigen will. Halte meine Hand. Ich will es mit der Hand sagen. Wisch mir den Schweiß von der Stirn. Streiche mir die Decke glatt. Wenn nur noch Zeichen sprechen können so lass sie sprechen. Dann wird auch das Wort zum Zeichen. Und ich wünsche mir, dass du beten kannst. Klage nicht an, es gibt keinen Grund. Sage Dank. Du sollst von mir wissen, dass ich der Auferstehung näher bin als du selbst. Lass mein Sterben deinen Gewinn sein. Lebe dein Leben fortan etwas bewusster. Es wird schöner, reifer und tiefer, inniger und freundlicher sein als es je zuvor war, vor meiner letzten Stunde, die meine erste ist.[29]

Die Bedürfnisse älterer Menschen am Lebensende
Im „Lehrbuch Palliative Care" wird darauf hingewiesen, dass alte Menschen eindeutig besondere Bedürfnisse haben, weil ihre Probleme anders und oft komplexer sind als die jüngerer Menschen. Aus qualitativen Interviews konnten folgende Kernthemen identifiziert werden:
- *das Bedürfnis nach Schmerz- und Symptomkontrolle*
- *das Bedürfnis, über den Tod zu sprechen*

- *das Bedürfnis nach angemessener Aufklärung*
- *das Bedürfnis, das Ausmaß der medizinischen Interventionen mitzubestimmen*
- *das Bedürfnis nach Begleitung im Sterben*
- *das Bedürfnis, Sterbezeit und Sterberaum zu gestalten oder an der Gestaltung teilzuhaben.*[30]

Physische und psychische Beschwerden sterbender Menschen

Sterbende Menschen können an verschiedenen, teilweise sehr quälenden Symptomen, leiden. Häufige Beschwerden sind:
- Schmerz
- Schwäche
- Appetitlosigkeit
- Obstipation, Übelkeit, Erbrechen
- Schluckbeschwerden, schmerzender Mund
- Atemnot
- Husten
- Schlafstörungen
- Verwirrtheit[31]

Schmerz ist nicht gleich Schmerz

Nimmt man von der vorangegangenen Aufzählung das Wort Schmerz heraus, um es näher zu betrachten, ergibt sich beim Nachschlagen in der relevanten Literatur, dass es viele Arten von Schmerz gibt, wobei stets zu bedenken ist, dass jeder Schmerz subjektiv empfunden wird. Es wird unterschieden zwischen akuten und chronischen Schmerzen. Man weiß heute, dass es eine Schmerzschwelle, ein Schmerzgedächtnis und eine unterschiedlich hohe Schmerztoleranz gibt und auch, dass Schmerz nicht nur den Körper betreffen kann. Bei physischen Schmerzen unterscheidet man je nach Ausgangspunkt zwischen somatischen (den Körper betreffenden), viszeralen (von den Eingeweiden ausgehenden) und neurogenen (von den Nerven ausgehenden)

Schmerzen. Bei „nicht-körperlichen" Schmerzen findet man die Unterteilung in psychischen, sozialen, kulturellen und spirituellen Schmerz.

Manchmal ist nur eine der genannten Schmerzdimensionen betroffen, aber oft tauchen die verschiedenen Schmerzen gleichzeitig auf, wirken aufeinander ein und bedingen dadurch die Intensität des empfundenen Schmerzes. Schmerzen sind lebensnotwendige Alarmgeber zum Selbstschutz des Organismus. Obwohl Schmerz ein allgegenwärtiges Phänomen ist, entzieht es sich einfachen und eindeutigen Definitionen. Er lässt sich zunächst, rein psychologisch, als Sinneswahrnehmung beschreiben, als Wahrnehmung, dass der Körper Schaden nimmt oder zu nehmen droht. Schmerz ist aber nicht nur eine reine Sinneswahrnehmung, hinzu treten emotionale und bewertende Elemente, die den Schmerz z. B. als bedrohlich oder quälend, bedeutend oder nebensächlich einordnen und den Umgang mit ihm bestimmen. Schmerz ist ein psycho-physisches Erlebnis, in das persönliche Schmerzerfahrungen und der soziale, ökonomische und kulturelle Hintergrund einfließen. Daher ist Schmerz ein individuelles Ereignis, das nur bedingt mitteilbar ist. Außerdem zeigt die klinische Erfahrung, dass Schmerzen auch ohne (drohende) Gewebeschädigung auftreten können. *Schmerz ist ein unangenehmes Sinnes- und Gefühlserlebnis, das mit aktueller oder potentieller (möglicher) Gewebeschädigung verknüpft ist oder mit Begriffen einer solchen Schädigung beschrieben wird. (Definition der Internationalen Gesellschaft zum Studium des Schmerzes).*[32]

Gibt es einen Schmerz, ein Problem, das stärker im Zentrum der Frage nach der eigenen Existenz steht als das Sterbenmüssen? Gibt es eine Schmerztherapie, eine Befreiung, eine Lösung für das Sterbenmüssen – angesichts des Todes? Und kann deshalb das Wissen oder Ahnen um das Sterben nicht viele der vorher verfügbaren Bewältigungsmöglichkeiten rauben oder angesichts der physischen Realität von Krankheit, Schwäche, Verstümmelung und Müdigkeit entmachten?[33]

Total Pain
Jeder Schmerz ist eine subjektive Wahrnehmung, ein unterschiedlich erlebtes Gefühl, das aus verschiedenen Ebenen und Dimensionen besteht, die sich summieren und gegenseitig beeinflussen im Sinne des „totalen Schmerzes" – Total Pain.[34]

Total Pain umfasst das Abschiednehmen des schwer kranken und sterbenden Menschen von seiner Umwelt, seiner Vergangenheit, Gegenwart und Zukunft und seiner eigenen, bisher erlebten Personalität. Dies kann zu heftigen Gefühlsreaktionen führen, die nicht im Rahmen einer herkömmlichen Schmerzbehandlung und/oder Psychotherapie anzugehen ist.[35]

In Hospizen und auf Palliativstationen ist die Linderung der teilweise enorm belastenden körperlichen Beschwerden ein wesentlicher Bestandteil der Betreuung der sterbenden Menschen. Jede Maßnahme wird auf ihre Notwendigkeit geprüft, um die Kranken nicht unnötig zu belasten. Ebenso erfolgt die Pflege individuell, sie richtet sich also stets nach den Bedürfnissen der Patienten.

Manchmal werden Schmerzen so bedeutend, dass sie das ganze Leben des Kranken bestimmen.[36]

In meinem privaten und beruflichen Umfeld mache ich immer wieder die Erfahrung, dass Schmerzen das Verhalten von Menschen stark beeinflussen und verändern können. Dies ist bestimmt eine Beobachtung, die jeder Mensch an sich selbst und in seinem Umfeld machen kann. Ich selbst benehme mich schon anders, wenn mich kleine, lästige „Wehwehchen" plagen. Als ich einmal viele Monate lang ernsthaft krank war, war ich manchmal wütend, manchmal traurig, oft sehr müde und meist zog ich mich zurück und wollte in Ruhe gelassen werden. Diese Gefühlsschwankungen und den Rückzug konnte ich auch schon bei vielen meiner Patienten beobachten.

Univ.-Doz. Franz Schmatz schreibt in einem seiner Bücher zum Thema „Menschen mit Schmerzen" folgendes: *Menschen mit Schmerzen sind unangenehm. Weil sie ihre Umgebung herausfordern und unsicher wer-*

den lassen, landen sie oft in der Vereinsamung. Auch der schmerzerfüllte Mensch selber gerät in eine sonderbare Rolle: es schwinden Konzentration, Leistungskraft, Interesse und Stärke und alles erscheint ungewohnt, belastend, kraftlos und resignativ. Oft stellen sich Wut auf den eigenen Körper, Neid auf die Gesunden und ohnmächtige Peinlichkeit ein. Da Menschen mit Schmerzen mit ihrer neuen Situation noch überhaupt nicht umgehen können und es auch die Umgebenden nicht schaffen, entstehen oft Distanz, Rückzug, Isolation und Abwehrhaltungen. Es ist ein Zeichen von Hoffnung, dass die Schmerzbekämpfung nach langem Zögern auch bei uns besser und effektiver wird. Aber ebenso wichtig, ja voraussetzend ist es notwendig, Menschen in ihrem Schmerz, mit ihrem Schmerzerleben ernst zu nehmen und sie in der durch den Schmerz geänderten Situation abzuholen. Niemand hat das Recht, anderen den Schmerz abzusprechen, Schmerzen zu bagatellisieren oder auszureden. Der sich selbst fremd und der Umgebung unangenehm gewordene leidende Mensch braucht es, in der eigenen Not wahrgenommen zu werden. Das gilt nicht nur für Sterbende, sondern in allen Phasen und Situationen des Lebens.[37]

Neben all den möglichen körperlichen Beeinträchtigungen können sterbende Menschen auch unter großem psychischen Leidensdruck stehen. Als Begleiterin unheilbar kranker, sterbender Menschen konnte ich häufig das Gefühlschaos miterleben, das viele Patienten quält. Dem Tode nahe Menschen leiden beispielsweise an:
· vielfältigen Ängsten
· Depression
· Verzweiflung, Einsamkeit, Hoffnungslosigkeit
· Hilflosigkeit; dem Gefühl, plötzlich von anderen abhängig zu sein
· dem Gefühl, alles und alle zu verlieren
· dem Gefühl, keine Zukunft mehr zu haben
· Zorn, Wut, Aggression
· ungelösten Konflikten aus der Vergangenheit
· Sorgen um die Familie, die zurückgelassen wird
· finanziellen Sorgen.

Angst vor dem Sterben?

Den nahenden Tod vor Augen empfinden wohl viele oder gar die meisten Menschen zunächst einmal Angst: Angst vor Schmerzen, langem Leiden, Siechtum, großen Verlusten, vor dem Alleinsein, vor dem Sterben, aber auch vor dem Tod bzw. dem, was uns nach dem Sterben erwartet. Wenn man sich die vielfältigen möglichen Ängste vor Augen führt, kann man besser verstehen, was es für einen Menschen bedeutet, sterbenskrank zu sein. Es lohnt sich, darüber nachzudenken.

Menschen, bei denen Krebs oder eine andere lebensbedrohliche Krankheit diagnostiziert wird, unterliegen erheblichen Stimmungsschwankungen. Sie empfinden oft Angst oder Zorn, sie neigen zu Selbstmitleid und leiden unter dem Gefühl, keinerlei Macht mehr über ihr Leben zu haben. Sie sind erschrocken über das emotionale Auf und Ab.[38]

Eine beängstigende Diagnose oder das ungünstige Ergebnis einer Untersuchung kann den Betroffenen in seiner ganzen Existenz erschüttern, und bei jeder neuen Untersuchung können sich im Unterbewusstsein oder Hintergrund Gedanken an den Tod melden. Wenn hier von der „Existentiellen Dimension" die Rede ist, dann meint dies die Betroffenheit des Daseins als Mensch überhaupt, die Erfahrung, dass das Selbst ungesichert und in seinem Dasein begrenzt und vom Tod bedroht ist.[39]

Im Lauf der vergangenen Jahre habe ich mich selbst und auch viele andere Menschen gefragt, wie sie am liebsten sterben möchten. Hier einige der Antworten: „Bei klarem Verstand", „Hauptsache ohne Schmerzen", „Ohne jemandem zur Last zu fallen", „In meiner gewohnten Umgebung", „Im Beisein meiner Angehörigen", „Lieber etwas früher, als alt und krank", „Einschlafen und nicht mehr aufwachen", „Einfach tot umfallen", „Nur nicht lang dahinsiechen".

Am meisten fürchten wir uns wohl davor, eine lange Leidenszeit vor dem Tod erdulden zu müssen. Solange jemand gesund und mobil ist, wird die Auseinandersetzung mit dem Sterben, vor allem dem eigenen

Sterben, nach meinen Erfahrungen oft verdrängt. Sterben, Tod und Trauer sollten aber ihren Platz dort haben, wo sie hingehören, nämlich im Leben.
Aufgrund der vielfältigen Möglichkeiten der modernen Medizin ist unsere Lebenserwartung angestiegen und es wächst die Gruppe jener Patienten, die länger zwischen Leben und Tod schwebt. Die Zahl der chronisch Kranken steigt, die häufig über viele Jahre hinweg pflegebedürftig sind. Die moderne Intensivmedizin entwickelt immer mehr Möglichkeiten, Leben zu verlängern. Die „Hochleistungsmedizin" wird manchmal auch, nicht nur von mir selbst, wie ich aus Gesprächen mit vielen Menschen weiß, als bedrohlich wahrgenommen. Besonders die Vorstellung, gegen den eigenen Willen durch künstlich lebenserhaltende Maßnahmen am Sterben gehindert zu werden, kann Unbehagen wecken, obwohl viele Patienten dem Einsatz der modernen Intensivmedizin in einer lebensbedrohlichen Situation ihr Leben verdanken und durch sie ihre Gesundheit wieder erlangten.

Ist eine Krankheit erst einmal identifiziert und mit einem Namen belegt, wird sie automatisch zum Gegenstand einer Behandlung mit dem Ziel, sie möglichst in den Griff zu bekommen.[40]

Die Menschheit verdankt der medizinischen Wissenschaft, dass zwischen reversiblen (also heilbaren) und irreversiblen pathologischen Prozessen unterschieden werden kann. Außerdem entwickelt die moderne Medizin ständig neue Therapien und Medikamente, so dass die Waage immer mehr zugunsten eines längeren Lebens ausschlägt. Leider hat die Medizin uns auch in der irrigen Haltung bestärkt, die Gewissheit unseres Sterbens zu leugnen.[41]

Die verbesserten Möglichkeiten der Medizin: Die Fortschritte und die Technisierung der medizinischen Wissenschaft haben dazu geführt, dass wir in einem vorher unbekannten Ausmaß in die Sterbeprozesse eingreifen können. Die Apparate-, Intensiv- und Transplantationsmedizin vermag vielen Menschen zu einem neuen lebenswerten Leben zu verhelfen, aber sie vermag auch, Menschen über lange Zeiträume am Leben zu erhalten. Das ist die Kehrseite des Ganzen: die unsägliche Verlängerung des Sterbens und das Schüren der Erwartungshaltung von Patienten und

Angehörigen, dass alles repariert und geheilt werden kann. Es bleibt fraglich, ob wir alles, was machbar ist, auch einsetzen müssen.[42]

Wovor könnten sich schwerkranke Menschen im Angesicht des Sterbens ängstigen? Zu dem kleinen, auf den ersten Blick so unscheinbar erscheinenden Wort Angst, kann man sich einiges überlegen. Es gibt viele Möglichkeiten:
· Angst vor den physischen Folgen der fortschreitenden Krankheit (z. B. Immobilität, Schmerzen, Schwäche, Verlust der Unabhängigkeit)
· Angst vor den psychischen Folgen der fortschreitenden Krankheit (z. B. Zusammenbruch, physische Entgleisung, geistige Unzurechnungsfähigkeit)
· Angst vor dem Sterben (z. B. Verlust der Zukunft, existentielle Angst)
· Angst vor Therapien und Therapiefolgen (z. B. große Operationen, Verlust eines Organs, Verlust des Körperbildes, Nebenwirkungen)
· Ängste, die das unmittelbare soziale Umfeld betreffen (z. B. Verlust geliebter Personen, Verlust der eigenen Rolle, Verlust sexueller Attraktivität, zur Belastung für die Familie werden)
· Angst vor sozialer Isolierung, Angst vor Verarmung, Verlust von Beruf und sozialem Status.[43]

Welche Ängste können hinter dem Satz „Ich habe solche Angst, Herr Doktor!" stecken? Ist es die Angst vor dem Verlust der Autonomie, der Lebensqualität, vor Rückfällen, verstümmelnden Eingriffen, Schmerz, Atemnot, passiver Auslieferung, dem Verlassenwerden und der Trennung, vor Neid und Eifersucht auf Gesunde, dem eigenen Schatten, einer Gerichtsbarkeit nach dem Tode?[44]

Ängste in der Terminalphase, *nach einer eventuell lange schon gelebten Erkrankung beziehen sich meist auf die Sterbesituation selbst. Dabei sind häufig Wesensveränderungen zu beobachten, z. B. Verwirrtheit, Aggressivität, Delirium, Zeitverlust, aber auch Abwendung, versagende Stimme oder ein „leerer Blick", in denen einerseits, wie es manchmal scheint, die intensive Begegnung mit der persönlichen Bilanz des Lebens zum Ausdruck kommt, die in unterschiedlichen Träumen, Gefühlen und Visionen „erlebt" wird, und andererseits auch die besondere Auseinandersetzung mit der Ungewissheit im Angesicht des nahen Todes zum Ausdruck kommt.*[45]

Herr P. – Er starb im Beisein seiner Mutter

Herr P. verstarb 62jährig im Hospiz, nachdem er knapp über drei Wochen von uns gepflegt wurde. Er war einer jener Patienten, die scheinbar nie zur Ruhe kommen. Herr P. litt an Lungenkrebs und sein Körper war voller Metastasen. Aufgrund seiner starken Schmerzen hatte er eine Schmerzpumpe, die ihn kontinuierlich mit einem Schmerzmittel versorgte. Er litt an Atemnot und bekam daher rund um die Uhr Sauerstoff über eine Nasenbrille zugeführt, und er hatte aufgrund seiner Inkontinenz einen Blasenkatheter. In den ersten Tagen bei uns konnte Herr P. noch sein Bett verlassen, sehr bald aber war das aufgrund seines schlechten gesundheitlichen Zustandes nicht mehr möglich. Er hatte einfach nicht mehr die Kraft, sich sicher auf seinen Beinen zu halten. Wir konnten ihn also nur noch, je nach seinem Befinden, für kurze Zeit in einen Rollstuhl setzen. So konnte seine Mutter mit ihm durchs Haus fahren, wenn sie zu Besuch war. Da Herr P. meist unruhig und fahrig war, konnte man ihn bald keine Minute mehr alleine lassen, wenn er nicht in seinem Bett lag. Die Gefahr, dass er stürzte, war viel zu groß. Trotzdem versuchte er häufig aufzustehen, denn er konnte nicht begreifen, dass er nicht mehr in der Lage war, ohne Hilfe zu stehen oder zu gehen. So wurden wir Schwestern in dieser Zeit ganz schön auf Trab gehalten, damit Herrn P. die Tage heil und ohne Sturz überstehen konnte. Außerdem mussten wir ständig darauf achten, dass er sich keinen der Schläuche herausriss, irgendwo damit hängen blieb oder sich gar damit verletzte.
Herr P. war, vermutlich aufgrund von Hirnmetastasen, häufig desorientiert. Er wusste nicht, dass er schwerkrank war, konnte nicht begreifen, wo er war und warum. Er wusste bald nicht mehr, ob gerade Tag oder Nacht war und erkannte uns Schwestern nicht. Besonders in den letzten eineinhalb Wochen vor seinem Tod erkannte er manchmal auch seine Mutter nicht mehr, was für diese völlig unbegreiflich war. Die alte Dame litt sehr unter der Situation.
Herr P. wirkte auf mich meistens unruhig und ängstlich. Besonders in den Nächten konnte er kaum Ruhe finden. Während eines meiner Nachtdienste schaute ich oft in das Zimmer meines so unruhigen Patienten. Er konnte nicht schlafen, wusste nicht, wer ich war und wollte ständig aus seinem Bett klettern. Obwohl er bereits sein Schlafmedi-

kament erhalten hatte, schlief er nicht eine Minute. Ich setzte mich immer wieder an sein Bett, um ihn zu beruhigen. Es half alles nichts. Herr P. war total unruhig und versuchte immer wieder aufzustehen. Da er ein sehr starker Mann war, konnte ich ihn kaum bändigen, obwohl ich selbst eine kräftige Frau bin. Gegen seine Kräfte hatte ich keine Chance. Beruhigendes Zureden half auch nichts, denn mein Patient nahm mich, glaube ich, gar nicht wahr. Ich wusste mir bald gar nicht mehr zu helfen, denn ich konnte ihn keinesfalls aufstehen lassen, dabei wäre er höchstwahrscheinlich gestürzt. In einem Stuhl wäre er in dieser Situation ganz bestimmt nicht sitzen geblieben und liegen wollte ganz offensichtlich auch nicht. Herr P. wirkte auf mich inzwischen völlig panisch, er machte den Eindruck, als wollte er vor irgendetwas davonlaufen, das aber nur er wahrnehmen konnte. Es war eine schwierige Situation, denn ich konnte Herrn P. nicht alleine lassen und musste mich ja auch noch um meine anderen Patienten kümmern.
Herr P. schaffte es, sich in den Schläuchen der Schmerzpumpe, des Katheters und des Sauerstoffgerätes derart zu verheddern, dass ich eine Kollegin zu Hilfe rufen musste, denn ich schaffte es nicht alleine, alle Schläuche zu ordnen. Außerdem durfte sich der schwerkranke Mann keinesfalls die Zuleitung der Schmerzpumpe aus seinem Körper reißen, darauf musste ich ganz besonders achten. Ich entwirrte also gemeinsam mit meiner zur Hilfe geeilten Kollegin alle Schläuche und gemeinsam legten wir Herrn P. wieder bequem in sein Bett. Danach blieb mir nichts anderes übrig, als unsere Ärztin anzurufen, um zu fragen, was ich tun sollte. In diesem Fall konnte wohl nur noch ein sedierendes Medikament helfen. Der Patient brauchte dringend Ruhe und Entspannung und musste die Möglichkeit haben, wenigstens im Schlaf seiner Angst zu entfliehen. Dies wäre wohl nur nach Gabe eines starken Schlafmittels möglich. Ich bat also meine Kollegin, kurz bei Herrn P. zu bleiben, damit ich telefonieren konnte. Unsere Ärztin verordnete ein Medikament. Nachdem ich es verabreicht hatte, konnte Herr P. endlich für einige Stunden zur Ruhe kommen.
Als ich das nächste Mal in den Tagdienst kam, lag Herr P. nur noch regungslos im Bett. Er sprach nicht mehr, lag auf dem Rücken und starrte ununterbrochen mit weit geöffneten Augen, während er seinen Kopf immer nach rechts gedreht hielt, nach oben an die Zimmerdecke. So lag er rund um die Uhr. Er reagierte weder auf Berührung, noch

auf Ansprache. Er lag nur da, hielt seinen Kopf nach rechts gedreht und starrte mit seinen fast schwarzen, weit geöffneten Augen an die Decke, völlig bewegungslos, Stunde um Stunde, den ganzen Tag lang. Er ließ alle Pflegehandlungen ohne erkennbare Reaktionen über sich ergehen. Sobald er aber wieder auf dem Rücken lag, drehte er seinen Kopf nach rechts und starrte wieder an die Decke. Ich hatte ein derartiges Verhalten vorher noch nie bei einem anderen Patienten beobachtet.

Am nächsten Tag hatte ich Nachtdienst. Ich hatte von den Tagdienstkolleginnen gehört, dass sich am Zustand von Herrn P. nichts geändert hatte. Er hatte auch diesen Tag völlig bewegungslos verbracht und seinen Kopf kein einziges Mal gedreht. Als ich bei meiner Abendrunde das Zimmer von Herrn P. betrat, lag er tatsächlich genauso da, wie am Tag vorher. Wieder starrte er mit weit geöffneten Augen an die Decke, während er seinen Kopf nach rechts gedreht hielt, er sprach nicht und bewegte sich nicht. Auch jetzt reagierte er weder auf Berührung, noch auf Ansprache. Auf mich wirkte dieser Anblick fast gespenstisch, vor allem wenn ich in diese starren, dunklen Augen blickte, die mich nicht sahen. Was wohl in Herr P. vorging? Ob er Angst hatte, etwas Schlimmes sah? Ich wusste es nicht, aber ich hatte den Eindruck, als müsste ich ihm in irgendeiner Art beistehen. Als ich mich um alle anderen Patienten auf meiner Station gekümmert hatte, setzte ich mich an das Bett von Herrn P. und hielt seine Hand. Ich hatte dabei aber irgendwie das Gefühl, das wäre nicht das Richtige. Ich überlegte also, was ich für ihn tun konnte. Dann setzte ich mich, einem Gefühl folgend, auf das Bett meines Patienten, hob seinen Oberkörper so hoch, dass ich ihn an meinen lehnen konnte und bettete seinen Kopf an meine rechte Schulter. Herr P. ließ das alles ohne Regung zu. Ich saß also hinter ihm, hielt ihn mit meinen Armen umfangen wie ein kleines Kind, sprach leise mit ihm und schaukelte ihn wie ein Baby. Unter meinen Händen spürte ich den noch immer kräftigen und regelmäßigen Rhythmus seines Herzens und wie der Atem seine Brust hob und senkte.

Im Zimmer herrschte eine angenehme Atmosphäre, ein Steinlicht verbreitete einen sanften rosafarbenen Schimmer im Raum, es war warm und still. Ich saß bestimmt länger als eine Viertelstunde so da, während der Kopf von Herrn P., genauso wie in den letzten Tagen, nach rechts gedreht war und er an die Decke starrte. Ich summte leise ein

Kinderlied vor mich hin, schaute in das Gesicht des so unglücklich erscheinenden, schwerkranken Mannes und überlegte, ob ich wohl das Richtige tat. Sollte ich ihn besser wieder hinlegen und alleine lassen? Und plötzlich geschah das für mich völlig Unfassbare, mit dem ich überhaupt nicht gerechnet hatte. Herr P. drehte seinen Kopf mit einer raschen, fließenden Bewegung nach links und schaute mir direkt in die Augen. Ich wusste in diesem Moment, dass er mich wahrnahm und ganz bewusst anschaute, denn seine Augen waren plötzlich nicht mehr starr, sondern voller Leben. Sie glänzten dunkel, sein Blick war warm. Als er zum ersten Mal seit Tagen seinen Kopf drehte, um mich anzusehen, bin ich darüber so erschrocken, dass ich in diesem Moment am liebsten die Flucht ergriffen hätte. Fast wäre ich vor Schreck aus dem Bett gefallen, mein Herz hämmerte und raste wie wild und ich musste mich sehr beherrschen, diese Situation auszuhalten. Ich wusste in dem Moment nur, dass ich meinen Patienten festhalten musste, denn wenn ich tatsächlich aus dem Bett gefallen wäre, hätte ich ihn mitgerissen und vielleicht verletzt. Das durfte keinesfalls passieren. Es ist schwiirig, eine solche Situation zu schildern. Alles läuft so rasend schnell ab, die Gedanken schießen wie Blitze durch den Kopf und es ist einem trotzdem bewusst, dass man gerade etwas Einmaliges, ganz und gar Besonderes erlebt, das es auszuhalten gilt.
Jedenfalls fiel ich nicht aus dem Bett und ich hielt es aus, dass mir Herr P. wohl einige Minuten lang in die Augen schaute. Dann war plötzlich alles gut. Ich empfand es so, als hätte er nun seine Angst überwunden. Ich weiß nicht, ob ich die Situation richtig einschätzte, denn mein Patient sagte kein Wort. Er schaute mich nur an, aber er wirkte jetzt so, als hätte er mit allem Frieden geschlossen. Vielleicht ist das aber auch nur die romantische Interpretation einer Hospizschwester, wer weiß? Nachdem ich nun also das Gefühl hatte, dass es Herrn P. gut ging und er entspannt wirkte, sagte ich ihm, dass er jetzt in Ruhe schlafen könnte. Ich bettete seinen Körper in eine angenehme Lage und er schlief tatsächlich innerhalb weniger Minuten ein. Er schlief die ganze Nacht durch.
In meinem nächsten Tagdienst verstarb Herr P. im Beisein seiner Mutter. Die rüstige alte Dame war schon länger auf der Station, fühlte sich aber an diesem Tag offensichtlich nicht wohl im Zimmer ihres Sohnes. Vielleicht fühlte sie, dass es ihr letzter Besuch bei ihm sein sollte. Je-

denfalls verließ sie alle paar Minuten das Zimmer. Ich saß am Bett ihres Sohnes, der still und entspannt dalag und hielt seine Hand. Plötzlich hatte ich das Gefühl, dass er gleich sterben würde. Ich ging also aus dem Zimmer und suchte seine Mutter, der ich aber meine Vermutung nicht mitteilen konnte. Wie hätte ich ihr auch sagen können, dass ich glaubte, dass ihr einziger Sohn gleich sterben würde? Und was wäre, wenn ich mich irrte? Ich sagte ihr also nur, dass sie sofort mit mir kommen müsste, ihr Sohn brauche sie jetzt. Sie sträubte sich ein wenig und wollte nicht so recht mit mir kommen, also zog ich sie in meiner Verzweiflung fast in das Zimmer ihres Sohnes. Ich bat sie, sich an sein Bett zu setzen und seine Hand zu halten. Sie setzte sich hin, nahm die Hand ihres Sohnes in ihre, drehte sich zu mir um und fragte mich, ob Peter, ihr Sohn jetzt sterben würde. Ich sagte: „Ja, ich glaube es ist gleich soweit." Fast unmittelbar danach verstarb Herr P. ganz still, er hörte einfach auf zu atmen, während seine verzweifelte Mutter seine Hand hielt.

Wie schön wird es sein,
wenn sich einst die Hoffnung erfüllt, die wir im Herzen tragen:
einander wiederzusehen.
Wie schön wird es sein,
wenn wir einst voll Liebe von dem Menschen erwartet werden,
dem hier unsere ganze Sehnsucht gilt.[46]

Ich höre noch heute, wenn ich an Herrn P. zurückdenke, in meinem Kopf jene Sätze, die seine Mutter nach seinem Tod zu mir sagte, während sie noch immer die Hand ihres Sohnes hielt und mich mit traurigen Augen ansah. „Ich war noch nie dabei, wenn wer gestorben ist. Das ist das erste Mal in meinem Leben. Und jetzt bin ich über 80 Jahre alt und muss miterleben, wie mein einziger Sohn stirbt."

Die Trauer sterbender Menschen

Der schwer kranke und sterbende Mensch ist auch immer ein im höchsten Maße trauernder Mensch. Wenn er zum ersten Mal tief in seinem Inneren begriffen hat, dass sein Leben und seine Lebendigkeit akut bedroht sind und die kurativen (heilend, auf Heilung ausgerichteten) Behandlungsmöglichkeiten ihre Grenze erreicht haben, beginnt ein heftiger und schmerzlicher Trauerprozess, unabhängig davon, ob er ihn mitteilen kann und will oder auch nicht. Dieser Trauerprozess ist auch unabhängig davon, ob der kranke Mensch zwischenzeitlich wieder „berechtigte oder auch unberechtigte" Hoffnung auf Heilung fasst. Diese Trauer umfasst das krankheitsbedingte Verlusterleben seiner Gegenwart und seiner Zukunft. Die Trauer um seine Gegenwart lässt ihn begreifen, dass seine Kraft von Tag zu Tag abnimmt, dass Fähigkeiten und Fertigkeiten schwinden, körperliche Unversehrtheit nicht mehr gilt, dass selbstverständliche Autonomie kein selbstverständlicher Zustand mehr ist, und dass sich seine Rolle in Familie und Beruf stark verändert hat. Dieser Mensch hat nun im gesamten Lebensgefüge eine andere Rolle inne. Er gehört nun zu den Schwerkranken und Sterbenden. Das Wissen oder die Ahnung der Diagnose und Prognose lässt ihn außerdem trauernd in die Zukunft blicken. Noch nicht erreichte Ziele, Pläne und Hoffnungen können nur noch unter dem Bann der Unwahrscheinlichkeit angeschaut werden. Alle Perspektiven liegen unter der Wolke des „Nie wieder" oder „Nie mehr". Zu der Trauer um Gegenwart und Zukunft gesellt sich die Trauer um die eigene Vergangenheit. Je näher das Sterben rückt, umso mehr betrübt den Sterbenden die Vorstellung, dass mit seinem Hinscheiden auch sein gelebtes Leben zerronnen sein wird.[47]

Vielleicht ist dies das schmerzlichste aller Verlusterlebnisse, weil es so unbegreiflich ist: die Vorstellung zu ertragen, dass man sich selber ganz abgeben muss und mit nichts, was einen ausgemacht hat, in dieser Welt vorhanden sein wird. Dies ist sicherlich eine der größten Leistungen eines sterbenden Menschen, diese Abgabe seiner Zukunft und gleichzeitig seiner Vergangenheit zu bewältigen. Auch die Hoffnung oder Gewissheit, im Gedächtnis seiner Liebsten noch eine Weile gegenwärtig zu bleiben und zu überleben, mag manchmal nur ein gelinder Trost in diesem Trauerprozess sein.[48]

Lass dich trösten
Wenn Trauer dein Herz erfüllt,
lass dich von der Liebe umfangen
und von deinen Erinnerungen trösten.
Lass dich von der Hoffnung führen
und von den Menschen begleiten,
die dir in dieser Zeit
besonders nahe sind.[49]

Kapitel 2

Tod

Stiller Augenblick

Fliehendes Jahr, in duftigen Schleiern
streifend an abendrötlichen Weihern
wallest du deine Bahn.
Siehst mich am kühlen Waldsee stehen
wo an herbstlichen Uferhöhen
zieht entlang ein stummer Schwan.
Still und einsam schwingt er die Flügel,
tauchet in den Wasserspiegel,
hebt den Hals empor und lauscht,
tauchet zum andern Male nieder,
richtet sich auf und lauschet wieder,
wie's im flüsternden Schilfe rauscht.
Und in seinem Tun und Lassen
will's mich wie ein Traum erfassen,
als ob's meine Seele wär,
die verwundert über das Leben,
über das Hin- und Widerschweben,
lugt' und lauschte hin und her.
Atme nur in vollen Zügen
dieses friedliche Genügen
einsam auf der stillen Flur!
Und hast du dich klar empfunden
mögen enden deine Stunden
wie zerfließt die Schwanenspur!

Gottfried Keller (1819-1890)

Was verstehen wir unter „Tod"?

Solange die Frage nach der Bedeutung des Todes als nebensächlich und unwichtig oder als Bedrohung angesehen wird, kann sich der Mensch nicht wirklich selbst erkennen. Das bezieht sich nicht nur auf das Leben nach dem Tod, sondern ebenfalls auf das Leben in der materiellen Welt. Der Tod ist aber nicht das Schlimmste, was uns im Leben widerfahren kann. Deshalb ist es wichtig, sich frühzeitig einen Standpunkt zum Tod zu bilden, da dies uns freier und unbeschwerter macht.[50]

Als Tod bezeichnen wir das Ende des Lebens. Auch dieser Begriff lässt sich in viele Worte kleiden. Im klinischen Alltag gibt es verschiedene Zustände, bei denen von „Tod" gesprochen wird. Stehen alle Lebensfunktionen eines Organismus still, ist der Tod eingetreten. Setzen Atmung und Herzschlag aus, tritt der klinische Tod ein, wobei der Mensch unter Umständen durch Reanimation wiederbelebt werden kann. Schlägt diese Reanimation fehl, erleidet das Gehirn irreparable Schäden und es kommt zum Hirntod, welcher heute juristisch als Todeszeitpunkt gilt. Für die Feststellung des Hirntodes sind genaue Kriterien festgelegt. In der Fachliteratur finden sich unter anderem folgende Definitionen für „Tod":

Klinischer Tod
Der klinische Tod tritt bei Stillstand von Atmung und Kreislauf ein und ist durch die so genannten unsicheren Todeszeichen gekennzeichnet:
Verlust des Bewusstseins; Ausfall der Spontanatmung; Stillstand von Herzaktivität und Kreislauf; Fehlen von Hirnstammreflexen, physiologischen Reflexen, von Reaktionen auf Schmerzreize im Trigeminusbereich und auf visuelle und akustische Reize; Erschlaffung der Muskeln.
Nur wenn alle unsicheren Todeszeichen vorliegen, darf der Arzt die Diagnose „klinischer Tod" stellen.

Scheintod
Als Scheintod wird ein Zustand bezeichnet, in dem Atmung und Herzschlag durch eine klinische Untersuchung nicht mehr wahrnehmbar,

aber nicht erloschen sind. Eine spontane Erholung des Scheintoten ist noch möglich.

Dissoziierter Hirntod

Mit diesem Begriff wird der definitive Ausfall aller Gehirnfunktionen bezeichnet. Herzkreislauf und Lungenfunktion sind durch intensivmedizinische Unterstützung noch erhalten. Kreislaufreaktionen, Rückenmarksreflexe und Temperaturregulation können im Gegensatz zum klinisch Toten noch erhalten sein.

Biologischer Tod

Mit diesem Begriff wird das Erlöschen sämtlicher Organfunktionen beschreiben.

Sichere Todeszeichen:
Totenflecken (sie treten nach 20–30 Minuten auf, stark ausgeprägt sind sie nach weiteren 30–90 Minuten; sie entstehen durch das Blut, das in die tiefer gelegenen Körperteile sickert)
Totenstarre (sie setzt 4–12 Stunden nach dem Tod im Bereich des Unterkiefers ein und breitet sich von dort aus; je nach Temperatur und anderen Außenbedingungen löst sich die muskuläre Erstarrung nach 1–6 Tagen wieder)
Allmählicher Abfall der Körpertemperatur, Trübung der Hornhaut und schließlich das Einsetzen von Fäulnis- und Auflösungsprozessen.[51]

Der Tod tritt ein

· durch das plötzliche Versagen einer oder mehrer vitaler Funktionen aus bis dahin tatsächlicher oder scheinbarer Gesundheit
· durch plötzliches Versagen einer vitalen Funktion im Verlauf einer zwingend zum Tode führenden Krankheit
· durch fortschreitenden biologisch oder pathologisch bedingten Kräfteverfall

Unsichere Todeszeichen; als Zeichen des Todes sind zu werten:
· Radialispuls nicht mehr tastbar
· Herztöne auskultatorisch nicht mehr zu erfassen
· Blutdruck nicht mehr messbar
 fehlende bzw. keine erkennbare Atmung.[52]

Mit dem „Eintreten" des Todes geht der Exitus, das „Scheiden" aus dem Leben einher. Tod bedeutet – trotz aller Möglichkeiten transzendenter Existenz – das Ende des Lebens in der uns bekannten, vertrauten Weise. Tod hat eine nicht rückgängig zu machende Qualität. Der Mensch mit seinen Beziehungen, Hoffnungen, Freuden, Belastunden, Sorgen, seinen Schmerzen, seinem Leiden hat aufgehört zu sein. Der Tod ist immer Trennung. Er bedeutet Abschied, Scheiden, ist Abscheiden. Der Tod schafft eine neue Wirklichkeit.[53]

Beginn des Endes

Ein Punkt nur ist es, kaum ein Schmerz
nur ein Gefühl, empfunden eben
und dennoch spricht es stets darein
und dennoch stört es dich zu leben.
Wenn du es andern klagen willst,
so kannst du's nicht in Worte fassen.
Du sagst dir selber: „Es ist nichts!"
Und dennoch will es dich nicht lassen.
So seltsam fremd wird dir die Welt
und leis verläßt dich alles Hoffen,
bis du es endlich, endlich weißt,
daß dich des Todes Pfeil getroffen.

Theodor Storm (1817-1888)

Leben nach dem Tod?

Was passiert im Moment des Sterbens? Was kommt danach? Gibt es sie wirklich, die unsterbliche Seele, und wenn ja, wohin geht sie nach dem Sterben des Körpers? Gibt es Himmel, Fegefeuer, Hölle, Karma? Gibt es ein Leben nach dem Tod in einer jenseitigen Welt, oder werden wir in einem anderen Körper wiedergeboren? Oder ist mit dem Tod doch „alles vorbei"? Diese Fragen haben die Menschen schon immer bewegt.

Aus den vielfach beschriebenen Nahtoderfahrungen lässt sich auf einen Übergang in eine andere Welt schließen, auf eine Verwandlung des Menschen in eine andere Form und Dimension, wobei das Bewusstsein und die Individualität des einzelnen erhalten bleiben. Mögen diese Nahtoderfahrungen noch so tröstlich sein, vielen Menschen einen neuen Zugang zum Sterben eröffnen und den Schrecken des Todes relativieren, ein Beweis für ein Leben nach dem Tod sind sie nicht. Es gibt keine objektiven, wissenschaftlich belegbaren Beweise für ein Leben nach dem Tod. Wir sind auf unseren Glauben zurückgeworfen. Es bleibt jedem Menschen überlassen, ob er an eine „unsterbliche Seele", das „Paradies", die „Hölle" oder „Wiedergeburt" glaubt oder nicht glaubt.

Für die Sterbeforscherin E. Kübler-Ross galten aufgrund ihrer Erfahrungen die unsterbliche Seele, Ewigkeit und Gott als eindeutig bewiesen. Sie sagte: „Ich glaube nicht, dass es ein Leben nach dem Tod gibt – ich weiß es." Kübler-Ross war viele Male dabei, wenn Menschen starben oder reanimiert werden konnten. Sie erlebte, dass Patienten, die seit Jahren völlig blind waren, während ihrer Nahtoderfahrungen ihre Umgebung genau gesehen hatten und detailgenau beschreiben konnten. Sie versicherte: „Die Angaben haben immer bis ins letzte Detail gestimmt."[54]

Der Tod ist nichts ...

Der Tod ist nichts.
Ich bin nur in das Zimmer nebenan gegangen.
Ich bin ich, ihr seid ihr.
Das, was ich für euch war, bin ich immer noch.
Gebt mir den Namen, den ihr mir immer gegeben habt.
Sprecht mit mir, wie ihr es immer getan habt.
Gebraucht keine andere Redeweise
seid nicht feierlich oder traurig.
Lacht weiterhin über das,
worüber wir gemeinsam gelacht haben.
Betet, lacht, denkt an mich,
betet für mich,
damit mein Name ausgesprochen wird
so wie es immer war,
ohne irgendeine besondere Betonung,
ohne die Spur eines Schattens.
Das Leben bedeutet das, was es immer war.
Der Faden ist nicht durchschnitten.
Weshalb soll ich nicht mehr in euren Gedanken sein
nur weil ich nicht mehr in eurem Blickfeld bin?
Ich bin nicht weit weg,
nur auf der anderen Seite des Weges.

Henry Scott Holland (1847-1918)

Kapitel 3

Angehörige

Der Weltreihen

Was ist unser Tun auf Erden?
An die Welt geboren werden:
sprach- und ganglos in der Wiegen,
sonder eigne Hilfe liegen,
kriechen, laufen, stehen, sitzen,
hungern, dürsten, frieren, schwitzen,
eitle Müh und Arbeit tragen,
sich mit vielen Sorgen plagen,
stets in Todsgefahren schweben,
und zu letzt den Geist aufgeben,
wiedrum Staub und Asche werden,
das ist unser Tun auf Erden.

Johann Grob (1643-1697)

Das Leid der Angehörigen

In einer lebensbedrohenden Situation sind auch die Angehörigen ganz besonders gefordert.

Manche Patienten weinen nach der Krebsdiagnose sehr viel. Sie beklagen die Möglichkeit, sterben zu müssen, und die verlorene Illusion, dass sie ewig weiterleben würden. Sie trauern um den Verlust ihrer Gesundheit und ihres Selbstbildes eines starken, vitalen Menschen. Dieser tiefe Gram ist eine normale Reaktion, und die Familie muss sich bemühen, ihn zu akzeptieren. Angesichts des Todes Ihre Gefühle verbergen und Haltung bewahren zu wollen, ist kein Zeichen von Tapferkeit. Tapfer sind Sie vielmehr, wenn Sie sich so zeigen, wie Sie sind – selbst wenn Ihnen äußerliche Maßstäbe vorschreiben, dass Sie sich anders verhalten „sollten". Die einzige, aber eben auch immens wichtige Aufgabe, die der Familie in dieser Situation zufällt, ist, bereit zu sein, dieses schwere Erleben mit dem Erkrankten zu teilen.[55]

Bei einer lebensbedrohenden Krankheit wie Krebs gibt es keine „angemessenen" oder „unangemessenen" Gefühle. Es gibt keine „reifen" oder „unreifen" Gefühle, sondern eben nichts als Gefühle. Es ist daher müßig, sich zu überlegen, was Sie fühlen „sollten" oder „müssten". Es kommt darauf an, zu erkennen, welche Reaktion für Sie und den geliebten Menschen am wohltuendsten ist. Der erste Schritt sollte darin bestehen, Ihre eigenen Gefühle und die des Erkrankten anzunehmen und zu begreifen, dass sie notwendig und geeignet sind, sich mit der Möglichkeit des Todes auseinanderzusetzen. Jeder weiß, dass man verständnisvoll, geduldig und tolerant mit Kranken umgehen und sie so annehmen muss, wie sie sind. Wenden Sie dieses Verhaltensprinzip auf die eigene Person an. So wie Sie das Entsetzen, die Angst und den Schmerz des Erkrankten mitempfinden, sollten Sie sich auch ihrer eigenen Furcht und Verzweiflung bewusst sein und sich selbst Verständnis entgegenbringen. *Wer mit dem Tod eines von ihm geliebten Menschen konfrontiert wird, der wird zugleich auch mit der Tatsache konfrontiert, dass auch er selbst einmal sterben wird. Nehmen Sie auch sich selber an und seien Sie sanft zu sich.*[56]

Im Dasein des Schwerkranken beginnt eine Phase, wo der Schmerz aufhört, der Geist sich in traumloses Dämmer verliert und die Umgebung kaum noch bewusst wahrgenommen wird; das Nahrungsbedürfnis verschwindet. In dieser Zeit wandern die Angehörigen ruhelos in den Gängen auf und ab, gequält vom Warten und vom Zweifel, ob sie gehen und sich den Lebenden zuwenden oder bis zum Augenblick des Todes bleiben sollen. Es ist die Zeit, in der es für Worte zu spät ist, in der aber die Angehörigen am lautesten nach Hilfe rufen – stumm oder mit Worten. Es ist zu spät für medizinische Eingriffe (und grausam, sie trotzdem vorzunehmen), doch noch zu früh für den endgültigen Abschied vom Sterbenden. Es ist die härteste Zeit für den nächsten Angehörigen, denn es zieht ihn entweder mit Macht fort, oder er klammert sich verzweifelt an das, was er jetzt für immer verlieren wird. Dem Patienten helfen wir jetzt nur noch mit Schweigen, den Angehörigen müssen wir zur Verfügung stehen.[57]

Angehörige sterbender Menschen durchleben zuerst jene schwierige Zeit, in der sie den Kranken begleiten, dann werden sie mit seinem Tod konfrontiert und danach erwartet sie die schmerzvolle Zeit der Trauer. Sie durchleben meist eine körperlich und vor allem emotional überaus belastende Zeit, die sie an ihre Grenzen bringen kann. Sie sind, wie die Patienten auch, häufig zwischen vielen Gefühlen hin- und her gerissen. Auch sie durchleben Zeiten vielfältiger Ängste, Phasen der Hoffnung, können traurig, wütend, hoffnungslos, frustriert sein, sich ausgelaugt oder gar ausgebrannt fühlen, wollen die Situation nicht wahrhaben oder sind verzweifelt. Verständlicherweise kann sich ein Angehöriger durch das Wissen, bald einen geliebten Menschen durch den Tod zu verlieren, überfordert fühlen. Trotzdem sind viele von ihnen bereit, in dieser schwierigen Zeit ihr Bestes zu geben. Sie wollen den Sterbenden entweder selbst pflegen oder so oft wie möglich besuchen und ihm zur Seite stehen, müssen aber so ganz nebenbei ihr ganz normales Leben weiterführen. Sie müssen arbeiten gehen, den Haushalt führen, Kinder und Tiere versorgen, alle anfallenden Alltagsprobleme bewältigen oder plötzlich ganz alleine zuhause zurechtkommen. All das zu schaffen während man weiß, dass ein geliebter Angehöriger oder Freund im Sterben liegt, ist schwierig, schmerzlich, Kräfte zehrend und geht vermutlich manchmal sogar über die Kräfte der Betroffenen. Manche Angehörige sind erfahrungsgemäß so verzweifelt oder überfordert in einer solchen Situation, dass sie nicht in der Lage sind, sich um den Kranken zu kümmern. Dies wiederum führt meist dazu, dass diese Menschen von schlechtem Gewissen geplagt werden und sich mit Selbstvorwürfen quälen. Es gibt Menschen, die es kaum schaffen, einen sterbenskranken Angehörigen zu besuchen. Manchen wird schon übel, wenn sie nur ein Krankenhaus betreten. Viele Menschen erzählen, dass sie sich alleine schon vor den Gerüchen in Krankenhäusern ekeln oder dass sie sich sehr unwohl fühlen, wenn sie all die kranken Menschen bei ihren Besuchen sehen müssen. Beobachtet man in einem Krankenhaus die Besucher ein bisschen genauer, so kann man erkennen, dass sie sehr unterschiedlich mit den jeweiligen Situationen umgehen. Es macht offensichtlich einen großen Unterschied, ob ein bald gesunder Mensch besucht wird, oder ob der Patient schwerkrank oder gar sterbend ist. Je gesünder der Patient ist, desto einfacher fallen scheinbar die Besuche. Man kann mit diesen Patienten plaudern, Pläne schmieden oder oft sogar schon scherzen, man kann mit ihnen vielleicht die Station verlassen, ein bisschen herumspazieren oder die Cafeteria besuchen. Ist der Patient allerdings schwerkrank, vielleicht nicht in der Lage zu sprechen oder sich zu bewegen, so wissen Besucher häufig nicht, wie sie in solch einer Situation reagieren sollen. Es fällt anscheinend vielen Menschen schwer, „nur" am Bett eines Schwerkranken zu sitzen, vielleicht nichts zu sagen und „nur" seine Hand zu halten. Besonders belastend scheint es für Angehörige zu sein, wenn der Patient an verschiedene Geräte angeschlossen ist, die meist unterschiedliche Geräusche von sich geben und auf Laien oft bedrohlich wirken. Manche Angehörige können sehr lange an den Betten der Kranken sitzen, zwanglos plaudern und fühlen sich dabei scheinbar nicht unwohl. Andere wirken angespannt, ängstlich oder nervös, wollen sich kaum hinsetzen und machen den Eindruck, als würden sie am liebsten so schnell wie möglich wieder gehen oder am liebsten gleich davonlaufen. Vielleicht ist das deswegen so, weil uns kranke, vor allem schwerkranke Menschen, unsere eigene Vergänglichkeit vor Augen führen. Besonders schwierig ist die Situation Angehöriger dann, wenn sie die Kranken oft über sehr lange Zeit betreuen und begleiten. Es gibt unzählige Patienten, die jahrelang an schweren Krankheiten leiden, Schmerzen haben, betreut oder gepflegt werden müssen. Es gibt auch viele Patienten, beispielsweise auf Intensivstationen, die sich mehrmals in lebensbedrohlichen Situationen befinden. Dies ist für Angehörige extrem belastend.

In Hospizen werden Patienten betreut, die als „austherapiert" gelten und deren Tod in absehbare Nähe gerückt ist. Hospizpatienten haben nach schulmedizinischem Wissen keine Chance auf Heilung und sind darüber aufgeklärt.

Arbeitet man als Krankenschwester in einem Hospiz, so zählt die Betreuung der Angehörigen zu den wichtigsten und manchmal sogar anspruchsvollsten Aufgaben. Dieser Teil unserer beruflichen Tätigkeit nimmt an so manchen Tagen sogar mehr Zeit in Anspruch, als die Betreuung der Patienten selbst. Angehörige brauchen in vielen Fällen wie die Patienten Anteilnahme, Geduld, unsere ungeteilte Aufmerksamkeit und eine liebevolle Begleitung in ihrem manchmal fast unerträglichen Schmerz. Im Hospiz nehmen wir uns für die Angehörigen Zeit, hören zu, besänftigen, vermitteln, beantworten Fragen, trösten, versuchen Kraft zu spenden oder ein schlechtes Gewissen zu besänftigen. Manchmal sitzen wir still bei ihnen, lachen mit ihnen oder halten ihre Wut oder ihr Weinen aus.
Viele Angehörige leiden sehr unter der Situation, dass sie den Kranken nicht oder nicht mehr zuhause betreuen können. Andere wiederum haben ein schlechtes Gewissen, weil sie den Kranken nicht so oft besuchen können, wie sie das gerne tun würden. Vielen Angehörigen fällt es sehr schwer, das Leid oder den bevorstehenden Tod ihres Angehörigen zu akzeptieren. Sie fühlen sich oft hilflos, sind voller Angst, Mitleid und Trauer und sind manchmal kaum in der Lage, sich mit dem bevorstehenden großen Verlust auseinandersetzen.

Besonders Angehörige von Hospizpatienten haben nach meinen Erfahrungen häufig mit vielen Gefühlen und auch Problemen zu kämpfen, denn besonders hier scheint eines ganz sicher zu sein – der Tod ist unausweichlich und kommt in absehbarer Zeit. Angehörige Sterbender entwickeln nach meinen Erfahrungen sehr unterschiedliche Bewältigungsstrategien. Sie sind und reagieren, genauso wie die Patienten, sehr unterschiedlich in dieser Ausnahmesituation. Angehörige sind jung oder alt, männlich oder weiblich, haben unterschiedliche Charaktere und Lebensgeschichten und befinden sich in unterschiedlichen Phasen der Annahme und Bewältigung dieser außergewöhnlichen Situation. Angehörige können ganz still und bescheiden, aber auch laut und fordernd sein. Sie können unzählige Fragen stellen oder auch gar keine Fragen haben. Manche sind sehr gesprächig, andere haben nichts zu sagen. Viele sind sehr liebenswert, dankbar und höflich, andere sind ungeduldig, frustriert, manche sogar unfreundlich oder unhöflich. Manche strahlen Ruhe aus und vermitteln den Eindruck, als kämen sie gut mit der Situation zurecht, andere wirken ängstlich, verunsichert oder überfordert. Viele Angehörige suchen das Gespräch mit allen Schwestern, andere bevorzugen eine bestimmte Schwester, mit der sie ihre Probleme und Anliegen besprechen wollen. Manche Angehörige kommen ganz selten oder kurz auf die Station, andere sind häufig und lange zu Besuch, einige wiederum kommen täglich zu Besuch oder verbringen teilweise auch die Nächte bei ihren Lieben.

Die Betreuung Angehöriger erfordert von uns Schwestern viel Zeit, Geduld, Lebens- und Berufserfahrung, Fingerspitzengefühl, einen gesunden Hausverstand, aber manchmal auch Mut und gute Nerven, denn diesen Bereich unserer Arbeit können wir nirgendwo erlernen. Es gibt leider kaum Fortbildungen, in denen Kommunikation mit Angehörigen Schwerkranker gelehrt wird. Werden wir als Krankenschwestern mit diesem so wichtigen Anteil unserer beruflichen Tätigkeit konfrontiert, müssen wir aufgrund unserer eigenen Erfahrungen im Lauf der Zeit unsere ganz persönlichen Strategien im Umgang mit Angehörigen entwickeln.
Manche Angehörige verbringen fast jede Minute ihrer freien Zeit am Krankenbett, übernachten manchmal auch im Krankenzimmer, sitzen viele Stunden an vielen Tagen am Bett ihrer Lieben. Ich habe mit vielen von ihnen gesprochen, und einige sagten mir, sie würden gerne dem Kranken im Moment seines Sterbens beistehen, ganz einfach dasein, seine Hand halten. Ich kann das sehr gut verstehen, denn das gleiche hätte auch ich gerne für meine inzwischen verstorbenen Angehörigen getan. Und dann starben diese Patienten doch häufig nicht im Beisein ihrer Angehörigen, sondern im Beisein einer Schwester oder allein. Einige Angehörige machen sich große Vorwürfe, weil sie nicht zum Zeitpunkt des Sterbens anwesend waren. Manchmal treffe ich Angehörige, die einen geliebten Menschen während seiner Krankheit mit viel Liebe, Ausdauer und Geduld begleiten, aber keinesfalls

den Moment des Sterbens miterleben wollen, weil sie fürchten, das nicht ertragen zu können. Ich vertrete die Ansicht, dass es bei solchen Entscheidungen kein Richtig oder Falsch gibt. Jeder Mensch muss für sich entscheiden, ob und wie er als „Sterbebegleiter" zu handeln in der Lage ist. Nur der Begleiter selbst kennt seine Grenzen und weiß, was er ertragen kann und will und was nicht. Ich denke, diese Entscheidung ist von uns professionell Pflegenden in jedem Fall zu respektieren, ohne den Angehörigen beeinflussen zu wollen oder die getroffene Entscheidung zu hinterfragen oder zu bewerten. Wir Schwestern können Angehörigen, falls dies gewünscht wird, von unseren Erfahrungen berichten, unterstützen, zur Seite stehen und vielleicht ein wenig von der oft sehr großen Angst vor dem Moment nehmen, in dem der Patient stirbt. Entscheidet sich ein Angehöriger dafür, das Sterben des geliebten Menschen miterleben zu wollen, dann können wir bei ihm sein, um ihm beizustehen.

Oft erleben Pflegende sehr nah und bewusst den Tod eines Patienten. Vielfach gibt es Absprachen mit Angehörigen oder auch mit Patienten selbst, dass sie z. B. im Sterben nicht allein gelassen werden. Gerade in der palliativen Betreuung ist der „Beistand" beim Hinübergang ein bedeutsamer pflegerischer Akt. Vielfach wünschen nächste Angehörige, beim Sterben da zu sein. Die letzte Phase des Sterbens eines Menschen sollte den Angehörigen nicht vorenthalten werden. Allerdings brauchen Sterbende einen Raum, ihren eigenen Weg zu gehen. Diese letzte Wegstrecke darf nicht durch pausenloses „Sorgen und Pflegen" belastet werden.[58]

Frau W. – Tapfer bis zum letzten Moment

Frau W. litt an Unterleibskrebs und war 39 Jahre alt, als sie starb. Im Hospiz verbrachte sie die letzten zwei Wochen ihres Lebens. Sie war eine liebenswerte Frau mit einem herzerfrischenden Lächeln, die ihre todbringende Krankheit tapfer ertrug. Es gab in ihrem Leben viele Menschen, die sie innig liebten. In ihrem Zimmer herrschte meistens großer Trubel, denn sie erhielt sehr viel Besuch. Tagsüber war fast immer jemand von ihren Angehörigen oder eine Freundin bei ihr. Meistens hielten sich gleichzeitig mehrere Besucher in ihrem Zimmer auf. All diese Menschen liebten die junge Frau sehr, das konnte man hören, sehen und spüren.

Wenn ich Frau W. pflegte, sah ich in ihre Augen und darin spiegelte sich ihr großes seelisches Leid, das sie vor ihren Angehörigen und Freunden versteckte. Die körperlichen Schmerzen von Frau F. hatten wir gut im Griff, bei ihren seelischen konnten wir Schwestern ihr kaum beistehen. Sie hatte, wie wir es bereits von vielen anderen Hospizpatienten kannten, das Problem, dass sie ihren Lieben nicht zur Last fallen und niemanden enttäuschen wollte. Vor allem wollte sie nicht, dass sie sich noch mehr um sie sorgten. Wenn ich sie, was selten der Fall war, alleine in ihrem Zimmer antraf, fragte ich sie immer, wie es ihr geht. Sie sagte mir manches Mal, dass sie zumindest hin und wieder lieber alleine wäre, dass ihr die vielen Besuche ihrer Lieben fast zu viel wären, dass sie das alles so viel Kraft koste, die sie nicht mehr hätte und auch nicht mehr aufbringen wollte. Sie wollte aber all ihre Angehörigen und Freunde nicht enttäuschen, denn sie wusste, dass sie alle es nur gut mit ihr meinten, ihr beistehen und helfen wollten. Aus diesem Grund hat sie nie jemanden aus ihrem Zimmer geschickt. War man aber als Schwester mit ihr alleine, bemerkte man deutlich, wie gut es ihr tat, dass manchmal keine Angehörigen oder Freunde da waren, denen sie glaubte, etwas vorspielen zu müssen. Sie wollte immer stark sein – für die anderen, damit sie sich nicht noch mehr sorgen mussten. Dabei wollte sie oft nur schlafen und ihrem stark geschwächten Körper die Ruhe gönnen, die er so dringend gebraucht hätte.

In den ersten rund eineinhalb Wochen bei uns kam sie nur nachts zur Ruhe, wenn sie allein war. Dann konnte sie endlich auch einmal weinen, ihre Angst und Trauer zeigen, musste weder tapfer noch stark sein. Wir unterstützten sie dabei, so gut wir konnten.

Frau W. hat es bis zu ihrem Tod nicht geschafft, ihre Lieben zu „enttäuschen", jemanden zu bitten, sie allein zu lassen. In den letzten Nächten vor ihrem Tod kam sie fast gar nicht mehr zur Ruhe, denn nun schliefen immer ein Elternteil und eine Freundin in ihrem Zimmer. Als Schwestern merkten wir, wie sehr sie das anstrengte, aber die Entscheidung lag bei ihr. Wenn sie wollte, dass ihre Lieben nach Hause gehen sollten, so hätten wir sie weggeschickt, aber das hätten wir nur getan, wenn Frau W. dies auch deutlich formuliert hätte. So waren uns

die Hände gebunden. Frau W. hatte, so wie jeder unserer Patienten, selbst die Entscheidung zu treffen, ob Besucher von uns weggeschickt werden sollen oder rund um die Uhr dableiben dürfen.
Frau W., diese junge, tapfere und von vielen geliebte Frau, verstarb in ihrem 40. Lebensjahr. Ihre Angehörigen und Freunde litten sehr unter ihrem Tod.

> *Ich will nicht mehr fragen:*
> *Mache ich es allen recht?*
> *Sind die anderen mit mir zufrieden?*
> *Entspreche ich meiner Umgebung?*
> *Was werden die andern von mir denken?*
> *Wie beurteilen sie mich?*
> *Welches Bild haben die anderen von mir?*
> *Werden sie enttäuscht sein?*
> *Ich will nur mehr eines fragen:*
> *Lebe ich wirklich?*
> *Lebe ich mein Leben?*[59]

Als Hospizschwester erlebe ich immer wieder, dass Patienten nicht den Mut haben, ihre Besucher manchmal einfach wegzuschicken. Wenn jemand sehr krank ist, hat er meist ein sehr viel größeres Ruhebedürfnis als ein gesunder Mensch. Liebende Angehörige wissen das oft nicht oder wollen es manchmal auch nicht wahrhaben. Viele Patienten haben Angst, ihre Angehörigen zu enttäuschen, wenn sie ihnen sagen, dass sie, zumindest hin und wieder, eigentlich ihre Ruhe haben oder einfach nur schlafen wollen. Bemerken wir Schwestern dies, so sprechen wir mit unseren Patienten und erklären ihnen, dass sie ein Recht darauf haben, auch einmal allein zu sein. Manche sind sehr froh, wenn sie vom Personal diese Bestätigung erhalten. Einige schicken dann tatsächlich Besucher weg, wenn sie lieber alleine sein wollen, andere bitten uns, ihre Besucher wegzuschicken, was wir dann auch tun. Wir erklären den Besuchern selbstverständlich vorher, warum wir sie wieder wegschicken und vereinbaren, wenn dies möglich ist, bereits im Vorfeld, wie wir die Situation in Zukunft am besten regeln können. Häufig einigen wir uns darauf, dass Besucher vor ihrem Besuch auf der Station anrufen oder sie machen sich mit dem

Patienten aus, wann sie das nächste Mal kommen sollen. Wir regeln das individuell, so wie es die Patienten wünschen. Es ist, denke ich, sehr wichtig, dass Sterbende zur Ruhe kommen können. Sie haben oft vieles, worüber sie nachdenken wollen und brauchen genügend Zeit, um sich auszuruhen. Für Angehörige kann das manchmal kaum oder auch gar nicht zu verstehen sein. Sie wollen häufig anwesend sein, beistehen, helfen, unterstützen. Es kann aber durchaus sein, dass der Patient ganz andere Wünsche und Vorstellungen darüber hat, wie er die letzten Tage oder Wochen seines Lebens verbringen und gestalten will. Für uns zählen in erster Linie die Wünsche unserer Patienten, deshalb dienen wir Schwestern als Vermittler zwischen Patienten und Angehörigen.

Frau S. – Ihr Mann wollte sie nicht gehen lassen

Frau S. kam damals Anfang Februar auf unsere Station und verstarb einige Wochen später, Ende März. Sie war rund 80 Jahre alt und litt an Lungenkrebs, der ihr aber bis kurz vor ihrem Tod bei uns kaum Beschwerden bereitete. Frau S. kann ich nur mit dem Begriff „Dame" beschreiben. Sie war eine attraktive, sehr gepflegte Frau, die viel Wert auf ihr Äußeres legte. Sie war sympathisch, gebildet, hatte viel erlebt, einiges von der Welt gesehen und man konnte wunderbar mit ihr plaudern. Von ihrer Art her wirkte sie auf mich geduldig, sanft, still und bescheiden. Frau S. war seit Jahrzehnten verheiratet und ihr Mann besuchte sie, soweit ich mich erinnern kann, täglich. Er litt sehr unter der Situation, dass seine Frau unheilbar krank war und er wusste, dass sie aller Wahrscheinlichkeit nach vor ihm versterben würde. Davor hatte er maßlose Angst, denn er konnte sich ein Leben ohne seine Frau nicht vorstellen. Er wollte nur das Beste für seine geliebte Frau und so übernahm er bald, ich kann es nicht anders beschreiben, das „Kommando" im Krankenzimmer. Da wir seine Sorgen und Ängste gut verstehen konnten, ließen wir ihn gewähren. Außerdem schien es so, als wäre unsere Patientin durchaus mit seinem Verhalten einverstanden. Die Situation machte auf mich den Eindruck, als wäre es für die beiden ganz alltäglich, dass der Mann bestimmte und die Frau sich an die von ihm aufgestellten Regeln hielt. Somit war das auch für uns Schwestern in Ordnung.

Herr S. war auch ein überaus liebenswerter Mensch. Er war ein gepflegter, attraktiver Herr mit einer stolzen, aufrechten Körperhaltung. Er konnte wunderbare Geschichten aus seinem Leben erzählen und hatte ein sehr herzliches Lachen. Ich mochte ihn und unterhielt mich auch gerne mit ihm.

Die Situation für Frau S. war die, dass ihr der Ehemann meist sagte, wann und wie sie ihre Medikamente einnehmen sollte, wann sie was essen oder trinken sollte, er erkannte auch, wann sie müde war, dann sollte sie schlafen. Herr S. war wirklich sehr besorgt um das Wohlergehen seiner Gattin. Wir Schwestern mussten manchmal lachen, wenn er auch uns erklären wollte, wie etwas zu tun sei, denn er wollte auch uns öfter einmal Ratschläge geben. Am liebsten hätte er bestimmt, wer wann was und wie tun sollte. Wir trugen die doch etwas ungewöhnliche Situation mit Humor, denn solange sich Frau S. dabei wohl fühlte, war alles in Ordnung.

Einige Tage bevor Frau S. verstarb, wurde sie immer schwächer, war meist müde, litt zeitweise an Atemnot und Schmerzen. Die Situation war für sie bestimmt nicht einfach, denn sie ahnte, dass sie bald sterben würde. Ich glaube, sie machte sich große Sorgen um ihren Mann. Für diesen war die Situation nicht nur schwer auszuhalten, sondern fast unerträglich.

Frau S. erhielt nun Sauerstoff über eine Nasenbrille und ausreichend Schmerzmedikamente, damit sie nicht leiden musste. Die meisten Stunden ihrer letzten Tage verschlief sie. Sie lag meist ruhig da, ihr Gesicht wirkte entspannt, sie sprach kaum noch. Ihr Mann saß täglich stundenlang an ihrem Bett und flehte sie oft an, dass sie ihn nicht verlassen sollte.

Ich machte zu dieser Zeit viele Dienste und konnte diese Situation bald nicht mehr mitansehen. Ich hatte den Eindruck gewonnen, als könnte Frau S. nicht sterben, weil ihr Mann ihr immer wieder sagte, sie dürfe ihn nicht verlassen. Inzwischen war zu erkennen, dass der Tod unserer Patientin bald eintreten würde, denn alle Anzeichen wiesen darauf hin. Ich entschloss mich, mit Herrn S. zu sprechen und hoffte, dass er verstehen würde, was ich ihm sagen wollte. Ich setzte mich also zu dem verzweifelten Ehemann und erklärte ihm, dass seine Frau ein Recht darauf hätte, zu sterben. Ich bat ihn, dass er seiner Frau sagen sollte, dass es in Ordnung wäre, wenn sie ihn jetzt verließe. Herr S. weinte wie ein kleines Kind, er konnte nicht fassen, dass er bald alleine, ohne seine Frau sein sollte. Er verstand aber, dass es für seine Frau sehr wichtig sei, dass er ihr versicherte, dass sie nun endlich gehen dürfte. Ich ließ Herrn S. Zeit, um nochmals in Ruhe die Situation zu überdenken. Er lehnte für einige Minuten seinen Kopf an meine Schulter und weinte bitterlich. Sein ganzer Körper bebte,und ich hatte das Gefühl, er wäre dieser Situation nicht gewachsen. Nach einer Weile hob er seinen Kopf, trocknete seine Tränen, atmete ganz tief durch und sagte, er wäre nun bereit. Ich fragte ihn, ob ich bei ihm bleiben solle oder ob er lieber mit seiner Frau alleine wäre. Der verzweifelte Mann bat mich, bei ihm zu bleiben und ihm notfalls beizustehen. Wir setzten uns also gemeinsam an das Bett von Frau S., ihr Mann streichelte über ihren Kopf, küsste sie ganz sanft und ich hielt ihre Hand. Herr S. sagte seiner Frau, dass es nun gut sei, dass sie genug gelitten hätte und es in Ordnung sei, wenn sie jetzt gehen wollte. Er sagte ihr, wie sehr er sie liebte, wie schön ihr gemeinsames Leben gewesen war und wie sehr er sie vermissen würde. Dann wiederholte er noch einmal, dass er jetzt bereit wäre, sie gehen zu lassen. Während er sprach, schaute er mich immer wieder an und fragte mich, ob er alles richtig machen würde. Ich versicherte ihm, dass er alles ganz richtig machte. Nur wenige Minuten später verstarb Frau S. mit einem kleinen Lächeln auf ihren Lippen. Ihr Mann war sehr tapfer, aber er hat furchtbar unter dem schweren Verlust gelitten.

Wenn du mich liebst, lass mich gehen!
Wenn du mich wirklich liebst:
lade mich nicht ein zu bleiben, halte mich nicht fest
binde mich nicht an dich, verführe mich nicht zu warten
führe mich nicht in die Nostalgie
erzähle mir nicht ständig vom Gestern
Wenn du mich wirklich liebst:
lasse mich los, gib mich frei
gönne mir das Neue, öffne mir die Tore
singe mir das Lied der Freiheit
glaube mit mir an den Morgen
Wenn du mich wirklich liebst, lass mich gehen! [60]

Wenn man sterbende Menschen begleitet, erlebt man immer wieder ähnliche Situationen. Für manche Angehörige ist es so schlimm, dass sie bald den geliebten Menschen verlieren werden, dass sie den Sterbenden vom Sterben „zurückhalten". Ich denke, auch wenn Menschen in ihren letzten Tagen nicht mehr sprechen und nur noch regungslos daliegen, verstehen sie, was man zu ihnen sagt. Sie nehmen Worte, Gefühle und Berührungen wahr, sind aber häufig nicht mehr in der Lage, so darauf zu reagieren, wie sie es früher konnten. Aus diesem Grund halte ich es in manchen Fällen für wichtig und richtig, dem geliebten Menschen an seinem Lebensende zu sagen, dass er nun gehen darf.

Die Trauer der Hinterbliebenen

Trauer bezeichnet die Gefühle von heftigem Schmerz, von Verlassenheit, Zorn, Unglaubigkeit und Einsamkeit, die Hinterbliebene nach dem Verlust eines geliebten Menschen überfallen. Außerdem bezeichnet Trauer den Prozess, der dem Trauernden ermöglicht, sich in einer Welt neu zu orientieren, die nie mehr so sein wird wie sie einmal war. Die dafür notwendige psychische Leistung wird nach Sigmund Freud als Trauerarbeit bezeichnet. Meist dauert der Trauerprozess ein bis zwei Jahre. Trauer ist normal und gesund. Wenn ein Mensch stirbt, „dürfen" die Weiterlebenden traurig sein. Selbst wenn der Tote nach dem Glauben der Angehörigen in ein besseres Jenseits eingegangen ist, wird sein Tod als schmerzlich erlebt. Trauer gilt weniger dem Schicksal des Toten als der verlorengegangenen Beziehung.[61]

Trauer ist ein intensives emotionales, komplexes, somatisches, kognitives, soziales und kulturelles Geschehen als Reaktion auf einen Verlust. Kulturelle Normen beeinflussen, wer als Trauernder überhaupt anerkannt und unterstützt wird und was in Trauerprozessen als erwünscht, erlaubt, gesund oder angemessen angesehen wird. Abschiede und die Trauer um Verlorenes gehören zum Leben und sind, wenn wir mit offenen Augen sehen, Teil nahezu jeder Lebenssituation. Dieses Wissen wird in westlichen Gesellschaften mit viel Energie geleugnet und überspielt. Trauerprozesse sind nicht gerne gesehen, werden als Störfaktor wahrgenommen und pathologisiert.[62]

Die umfassenden Reaktionen, die Trauerprozesse ausmachen, haben zu verschiedenen theoretischen Modellen geführt, die den Modellen von Sterbephasen ähneln. Auch für sie gilt, wie für alle Phasenmodelle, dass sie keine immergültigen Regeln liefern, sondern dem grundlegenden Verständnis von Abläufen dienen.

Die vier Traueraufgaben nach William Worden
Aufgabe 1: die Wirklichkeit des Verlustes (des Todes) akzeptieren
Aufgabe 2: den Trauerschmerz und darin die Vielfalt der Gefühle durchleben
Aufgabe 3: sich an eine veränderte Umwelt anpassen, in der der Verstorbene fehlt
Aufgabe 4: dem Toten einen neuen Platz zuweisen [63]

Phasen der Trauer nach John Bowlby
· Betäubung
· Sehnsucht
· Linderung durch Vermeidung
· Desorganisation und Verzweiflung
· Reorganisation und Bewältigung [64]

Die Trauerphasen nach Verena Kast
· Die Psychologin entwickelte aufgrund ihrer Beobachtungen an Trauernden in Anlehnung an John Bowlby folgendes Modell:
· Die Phase des Nicht–wahrhaben–Wollens
· Die Phase der aufbrechenden Emotionen
· Die Phase des Suchens und Sich–Trennens
· Die Phase des neuen Selbst- und Weltbezugs [65]

Bewältigung von Traueraufgaben
Trauer ist schmerzlich, erschütternd, aber in der Regel keine Krankheit, die durch Psychotherapie oder Psychopharmaka behandelt werden müsste. Medikamente wirken sogar kontraproduktiv, indem sie Gefühle verschleiern, durch die sich der Trauernde hindurcharbeiten muss. Bei vielen Trauernden finden sich typische Symptome: Appetitlosigkeit, Kraft- und Schlaflosigkeit, Atemprobleme, Schuldgefühle, Selbstbeschuldigungen, aggressive Reaktionen, Gefühle von Leere und Sinnlosigkeit.[66]

Wird ein Trauerprozess nicht bewältigt, kann der Trauernde in eine Dauerkrise geraten (pathologische Trauer). Hinweise dafür können sein:
- das völlige Ausbleiben von Trauer (Trauervermeidung)
- sehr intensive, lange andauernde, oft von heftigen Schuldgefühlen begleitete Trauersymptome

Pathologische Trauer kann zu psychischen Störungen führen, z. B.: reaktive Depression, Anpassungsstörungen, Suizidalität. Oft treten auch psychosomatische Krankheitsbilder oder chronifizierte körperliche Beschwerden auf.[67]

Trauer
- *universelle und spezifische mimische Ausdrucksmuster*
- *Hinterbliebener weckt Mitgefühl und Traurigkeit*
- *Gute, kostbare Erinnerungen an Verstorbenen*
- *Intensive Beschäftigung mit Verstorbenem*
- *Dem Hinterbliebenen erscheint die Welt leer*
- *Selbstvorwürfe (oft Scham) bezogen auf spezifische Versäumnisse*
- *Vorübergehend verminderte Befriedigung*
- *Zuversichtliche Zukunftsperspektive*
- *Hinterbliebener empfindet Trauer subjektiv als „normalen" Zustand* [68]

Depressive Reaktion
- *komplexe Mischung aus Angst, Bitterkeit, Ärger*
- *Hinterbliebener weckt Distanziertheit, Ungeduld, Gereiztheit*
- *Enttäuschende Erinnerungen oder Überschätzung des Verstorbenen*
- *Selbstbezogen, Beschäftigung mit eigenem Leiden oder Selbstmitleid*
- *Der Hinterbliebene erlebt sich selbst als leer und wertlos*
- *Selbstanklagen (Schuldgefühle) bzgl. Verfehlungen gegenüber Verstorbenem*
- *Vermindertes Interesse an geschätzten Aktivitäten und Freunden, Hemmung (Antrieb, Konzentration, Entscheidung)*
- *Hilflosigkeit, Hoffnungslosigkeit, Hinterbliebener ist untröstlich*
- *Hinterbliebener fühlt sich „anders als sonst", „krank"*

Man kann den Tod nicht akzeptieren lernen, wenn man ihn bestreitet und verleugnet. Man muss dem Tod gerade ins Gesicht sehen, wenn man sich konstruktiv mit ihm beschäftigen will. Schwer wird das immer sein, ob man nun selber stirbt oder einer, den man liebt, oder einer, der uns von Berufs wegen zur Pflege anvertraut ist. Keiner von uns kann das Ende des Lebens leichthin akzeptieren. Aber die Tatsache verschwindet nicht, wenn man sie ignoriert, und die wirkliche Herausforderung besteht darin, die Zeit, die man hat, voll zu leben. Eine der ersten Reaktionen auf den Tod ist bei vielen Menschen die Verzweiflung. Es ist an diesem Punkt einfach, das Leben aufzugeben, weil nicht mehr genug Zeit übrig zu sein scheint. Es ist schwierig, bringt aber großen Gewinn, wenn man lernt, das Gefühl der Verzweiflung abzuwerfen und an seine Stelle die Freude über die Möglichkeit zu setzen, wirklich zu leben, wie kurz es auch sei. Es ist sehr schwierig, zu lernen, sich wieder am Leben zu beteiligen, wenn man jemand, den man liebte, verloren hat. Aber nur dadurch kann man dem Tod dieses Menschen einen Sinn geben.[69]

Stille nach dem Abschied

Stille um uns
Stille in uns.
Stille, die unsere Trauer
umfängt und trägt.
Stille, in der unser Herz
voller Sehnsucht
nach dem geliebten Menschen ist.[70]

Kapitel 4

Hospize in der Vergangenheit, die Hospizbewegung, Palliative Care

Nachtgefühl

*Wenn ich mich abends entkleide
gemachsam, Stück für Stück,
so tragen die müden Gedanken
mich vorwärts oder zurück.
Ich denke der alten Tage,
da zog die Mutter mich aus,
sie legte mich still in die Wiege,
die Winde brausten ums Haus.
Ich denke der letzten Stunde,
da werden's die Nachbarn tun.
Sie senken mich still in die Erde,
dann werd ich lange ruhn.
Schließt nun der Schlaf mein Auge,
wie träum ich oftmals das:
es wäre eins von beidem,
nur wüsst ich selber nicht, was.*

Friedrich Hebbel (1813-1863)

Hospize in der Vergangenheit

Das Wort Hospiz leitet sich ab vom lateinischen „hospitium", das ursprünglich Gastfreundschaft und Herberge bedeutet. Die Geschichte von Hospizen reicht weit zurück. Bereits im römischen Reich konnten Bedürftige, Kranke und Sterbende Unterkunft, Hilfe und Verpflegung in Hospizen finden. Im Christentum wurden zunächst von religiös engagierten Personen derartige Einrichtungen geleitet, ab dem vierten Jahrhundert wurde diese Aufgabe vorwiegend von den zu dieser Zeit entstehenden Orden übernommen. Im Mittelalter war ein „Hospital" oder „Hospitz", besonders in entlegenen Gebieten wie an Flussübergängen und Alpenpässen entlang der Pilgerwege, eine kirchliche oder klösterliche Herberge für Pilger, Bedürftige und Fremde. Auch Kranken und Sterbenden wurden Schutz und Hilfe angeboten. In Europa existierten unzählige frühmittelalterliche Hospize. Der Grundgedanke war, Hospitalität im ursprünglichen Sinne des Wortes zu gewähren, nämlich Schutz, Fürsorge und Gastfreundschaft. Nach dem Ende von Kreuzzügen und Pilgerreisen verschwanden die Hospize in dieser Form. Sie wurden zunehmend von Gasthäusern, Spitälern und sogenannten Siechenheimen abgelöst. Der ursprüngliche Gedanke der Beherbergung wurde im 19. Jahrhundert wieder aufgegriffen. 1842 wurde von Madame Jeanne Garnier in Lyon, Frankreich, ein Hospiz gegründet, das sich speziell der Pflege Sterbender widmete. 1879 eröffneten die „Schwestern der Nächstenliebe" in Dublin das „Our Lady's Hospice for the Care of the Dying". In diesem Krankenhaus wurden Langzeitpatienten und Sterbende betreut. 1905 eröffneten sie das St. Joseph's Hospice in London. Die moderne Hospizbewegung und die Palliativmedizin entstanden in den 1960er Jahren in England.

Cicely Saunders

Die Engländerin Cicely Mary Strode Saunders wurde 1918 geboren und war Ärztin, Sozialarbeiterin und Krankenschwester. Sie trug ihre Überzeugung, dass es möglich ist, die letzten Tage eines Menschen angenehm zu gestalten, in die Welt und gilt neben Kübler-Ross als Begründerin der modernen Hospizbewegung und Palliativmedizin. Sie drückte das wichtigste Ziel in der Begleitung eines sterbenden Menschen so aus:

> *Du bist wichtig, einfach weil du DU bist.*
> *Du bist bis zum letzten Augenblick deines Lebens wichtig,*
> *und wir werden alles tun,*
> *damit du nicht nur in Frieden sterben,*
> *sondern auch leben kannst bis zuletzt.*

Dr. Saunders gründete 1967 in Sydenham, in der Nähe von London, das St. Christopher's Hospice, wo jährlich etwa 2.000 Patienten und ihre Angehörigen betreut werden. Für ihre Arbeit erhielt sie zahlreiche Auszeichnungen. 1980 wurde sie von Königin Elizabeth II. als „Dame Commander of the Order of the British Empire" ausgezeichnet und damit in den persönlichen Adelsstand erhoben. Sie wurde von der Königin in den „Order of Merit" (OM) aufgenommen. Ebenfalls 1989 wurde sie als einzige Frau des 20. Jahrhunderts in England zum Ehrendoktor der Medizin ernannt. 2001 erhielt sie den „Conrad N. Hilton Humanitarian Prize". Cicely Saunders verstarb im Jahr 2005 87jährig in dem von ihr eröffneten Hospiz in London.

Was will die weltweite Hospizbewegung?

Sie gibt wichtige Impulse für die gesellschaftliche Hinwendung zu unheilbar Kranken. Sie stellt die vielfältigen Bedürfnisse sterbender Menschen und ihrer Angehörigen in den Mittelpunkt ihrer Arbeit und verhindert so deren Ausgrenzung. Das große Anliegen der Hospizbewegung ist, das „Aus-der-Welt-Scheiden" durch individuelle pflegerische und medizinische Begleitung so erträglich wie möglich zu gestalten. Die Hospiz-Idee ist von der unbedingten Wertschätzung vor jedem menschlichen Leben bis zum letzten Atemzug geprägt.[71]

Die Hospiz-Entwicklung in Österreich

Die Verbreitung der Hospizidee erfolgte in den frühen 1970er Jahren zunächst in englisch-sprachigen Ländern. 1987 wurde Palliative Care vom „Royal College of Physicians in the United Kingdom and Ireland" als selbstständige medizinische Fachdisziplin anerkannt. 1988 erfolgte in Mailand die Gründung der europäischen Gesellschaft für Palliativmedizin (EAPC). Mittlerweile repräsentiert dieser europäische Dachverband der Palliativgesellschaften über 30.000 Einzelmitglieder. In 200 Ländern haben sich vielfältige Einrichtungen etabliert. Der Dachverband Hospiz Österreich ist seit 2008 Mitglied der European Association of Palliative Care.[72]

Österreich hat in den vergangenen Jahren in Sachen Hospiz- und Palliativversorgung eine bemerkenswerte Entwicklung gemacht – und liegt hinsichtlich der Versorgung bereits im guten europäischen Mittelfeld. Heute gibt es in Österreich 252 Hospiz- und Palliativeinrichtungen.[73]

In der Ausbildung für Gesundheits- und Krankenpflege wurde Palliativpflege als Lehrfach etabliert (GuKG 1997). Interdisziplinäre Palliativlehrgänge für hauptamtliche Ärzt/innen, Krankenpfleger/innen, Seelsorger/innen und Vertreter/innen anderer psychosozialer Berufe werden seit 1998 durchgeführt.[74]

Die ersten österreichischen Initiativen starteten Ende der 70er Jahre unter der Schirmherrschaft der **Caritas Socialis**, die für ihre Initiativen für das erste stationäre Hospiz (Wien, Rennweg) 1998 mit dem Fürst Liechtenstein-Preis ausgezeichnet wurde. Von **„Hospiz Österreich"**, dem 1993 gegründeten Dachverband von Palliativ- und Hospizeinrichtungen, wurde 2005 erstmalig eine Datenerhebung bei allen Hospiz- und Palliativeinrichtungen in Österreich durchgeführt. Dabei konnte eine beachtliche Entwicklung in den letzten Jahren festgestellt werden.

Die Datenerhebung von Hospiz Österreich ergab mit Ende 2010 folgende Zahlen

Hospiz- und Palliativeinrichtungen insgesamt: 252
Beschäftigte: 817 (Vollzeitäquivalente; die Anzahl der tatsächlich in diesem Bereich tätigen Personen lag allerdings deutlich höher, da die Anzahl der Teilzeitbeschäftigten hoch ist und einige auch auf Honorarbasis arbeiten und daher statistisch nicht erfasst sind; 2010 gab es ca. 1.466 hauptamtlich Beschäftigte – diese Zahl enthält Doppelnennungen, da manchmal Personen in zwei Einrichtungen tätig sind; Beispiel: in Palliativstation und PKD; in PKD und MPT)
Ehrenamtliche MitarbeiterInnen: 3.055 (von diesen wurden 2010 insgesamt 338.407 unbezahlte Arbeitsstunden geleistet, davon 66 %, d. h. 222.340 Stunden direkt in der Begleitung Schwerkranker und Sterbender sowie deren Angehöriger. 88,3% der Ehrenamtlichen sind Frauen, 11,7% Männer)
Mobile Palliativteams: 36 (je 1 in Tirol und Vorarlberg, je 3 in Kärnten, Oberösterreich und Wien, je 4 in Salzburg und dem Burgenland, 7 in der Steiermark und 10 in Niederösterreich)
Palliativstationen: 27 (je 1 in Burgenland, Tirol und Vorarlberg, je 3 in Kärnten und Salzburg, je 4 in Niederösterreich und der Steiermark, je 5 in Wien und Oberösterreich)
Stationäre Hospize: 2 (Salzburg und Steiermark)
Hospizstationen in Pflegeheimen: 6 (Niederösterreich)
Tageshospize: 3 (Salzburg, Steiermark und Wien)
Betten in Palliativstationen: 249
Betten in stationären Hospizen und Hospizstationen: 66

Alle aktuellen Zahlen sowie viele weitere Informationen finden Sie auf der Homepage von Hospiz Österreich, dem Dachverband für Palliativ- und Hospizeinrichtungen, unter www.hospiz.at.[75]
In unserem Nachbarland **Deutschland** wurde der „Deutsche Hospiz- und PalliativVerband e.V." (DHPV) 1992 unter dem Namen „Bundesarbeitsgemeinschaft Hospiz e.V." als gemeinnütziger Verein gegründet. Er vertritt die Belange schwerstkranker und sterbender Menschen und ist die bundesweite Interessensvertretung der Hospizbewegung sowie der zahlreichen Hospiz- und Palliativeinrichtungen in Deutschland.

Die Zahl der stationären Einrichtungen in der Betreuung schwerstkranker und sterbender Menschen ist in Deutschland in den letzten 15 Jahren deutlich gewachsen. Während es 1996 nur 30 stationäre Hospize und 28 Palliativstationen gab, sind es 2011 bereits 179 stationäre Hospize und 231 Palliativstationen. Auch die Entwicklung der ambulanten Dienste schreitet rasch voran. Sie haben sich seit 1996 verdreifacht und umfassen inzwischen rund 1.500 ambulante Einrichtungen einschließlich der Dienste für Kinder. Unter www.dhpv.de können Sie alles Wissenswerte über den deutschen Palliativverband finden.

In unserem Sprachraum bezeichnet man heutzutage mit dem Begriff **Hospiz** meist eine **spezielle Pflegeeinrichtung**, die Sterbende im Sinne der Palliativpflege (lindernde Pflege) umfassend versorgt. In einem Hospiz erhalten unheilbar Kranke in ihrer letzten Lebensphase eine respektvolle, kompetente und umfassende Betreuung. Dabei spielt die Schmerztherapie eine große Rolle. Angehörige werden auf Wunsch in ihrer Trauer begleitet. Hospiz ist aber nicht unbedingt eine konkrete Institution, sondern ein **Konzept der ganzheitlichen Sterbe- und Trauerbegleitung**.

Was ist ein stationäres Hospiz?

Mit diesem Begriff wird eine Einrichtung mit einer eigenen Organisationsstruktur bezeichnet, die einer stationären Pflegeeinrichtung zugeordnet sein kann. Ein stationäres Hospiz ist autonom bezüglich der Aufnahme, der Behandlung und der Entlassung von Patienten. Es werden Palliativpatienten in der letzten Lebensphase betreut, deren Behandlung in einem Akutkrankenhaus nicht erforderlich und eine Betreuung zu Hause oder in einem Pflegeheim nicht mehr möglich sind. Das Hospizteam kümmert sich um die Patienten und deren Angehörige.[76]

Die Betreuung von Klienten in einem stationären Hospiz erfolgt unabhängig von der Weltanschauung, der Religionszugehörigkeit und finanziellen Mitteln. Die Klienten und die Angehörigen sollen über die Unheilbarkeit und das Fortschreiten der Krankheit aufgeklärt seien. Im Zentrum aller Bemühungen stehen der sterbende Mensch und seine Angehörigen. Eine optimale Schmerztherapie und die Linderung quälender Symptome tragen maßgeblich zur Erhaltung der Lebensqualität bei. Aktive Sterbehilfe (Euthanasie) wird ausdrücklich abgelehnt.[77]

Was ist „Palliativ Care"?

Der Begriff leitet sich vom lateinischen pallium (Mantel) und palliare (bemänteln, bedecken, verdecken) her. Palliation: Linderung, symptomatische Behandlung ohne Beseitigung der Grundkrankheit; Fachausdruck für eine lindernde Behandlung im Gegensatz zur kurativen (heilenden) oder prophylaktischen (vorbeugenden) Behandlung. Palliativmedizin ist eine Methode zur umfassenden, „ganzheitlichen" Linderung von Beschwerden hinsichtlich ihrer körperlichen, psychischen, sozialen und spirituellen Dimension. Deswegen sind in der Palliativmedizin verschiedene Berufsgruppen tätig, insbesondere Pflegekräfte, Ärzte, Sozialarbeiter, Therapeuten und Seelsorger.

Mit Palliative Care meint man die palliativpflegerische und palliativmedizinische Betreuung und Begleitung von sterbenden Menschen und ihren Angehörigen. Palliativmedizin und Palliativpflege ist die umfassende medizinische und pflegerische Versorgung von Patient/innen mit fortgeschrittenen und fortschreitenden Erkrankungen mit begrenzter Lebenserwartung, für die das Hauptziel der Begleitung die Lebensqualität ist. Dabei werden die verschiedenen Beschwerden wie Schmerzen, Atemnot, Übelkeit, aber auch seelische, soziale und spirituelle Nöte bestmöglich gelindert. Palliativmedizin und Palliativpflege achten gleichermaßen auf die Bedürfnisse der Angehörigen vor und nach dem Tod der Patient/innen.[78]

Formen und Einrichtungen der Hospiz- und Palliativbetreuung

Palliativstationen. Sie übernehmen die Versorgung in besonders komplexen Situationen, die durch andere Einrichtungen oder Dienste nicht bewältigt werden können. Diese Stationen sind eigenständig innerhalb bzw. im Verbund mit einem Akutkrankenhaus.

Stationäre Hospize. Sie übernehmen die Versorgung, wenn die pflegerische Betreuung im Vordergrund steht.

Tageshospize. Diese bieten Unterstützung an einzelnen Tagen. Sie ermöglichen den Patienten einen Tapetenwechsel und entlasten die Angehörigen.

Hospizteams. Diese Teams begleiten Palliativpatienten und ihre Angehörigen in allen Versorgungsarrangements (zuhause, im Altersheim oder Krankenhaus). Dadurch trägt es dazu bei, Übergänge problemloser zu gestalten und die Kontinuität in der Betreuung zu sichern.

Mobiles Palliativteam. Dieses Team ist multiprofessionell zusammengesetzt und wendet sich in erster Linier an die Betreuenden zuhause und im Heim (z. B. Pflegepersonen, ärztliches Personal, Angehörige). Es ist beratend und anleitend tätig und bietet seine Erfahrung in Schmerztherapie, Symptomkontrolle, Palliativpflege und psychosozialer Begleitung an.

Palliativ- und Konsiliardienst. Dieser Dienst wird von einem multiprofessionell zusammengesetzten Team im Krankenhaus gebildet. Es wendet sich in erster Linie an das betreuende ärztliche Personal und Pflegepersonen in den Stationen und Ambulanzen und erst in zweiter Linie an Patienten und deren Angehörige. Der Dienst ist beratend tätig und bietet seine Erfahrungen in Schmerztherapie, Symptomkontrolle, ganzheitlicher Pflege und psychosozialer Begleitung an.[79]

Kapitel 5

Mein Arbeitsplatz ein stationäres Hospiz

Sonette an Orpheus I/14

Wir gehen um mit Blume, Weinblatt, Frucht.
Sie sprechen nicht die Sprache nur des Jahres.
Aus Dunkel steigt ein buntes Offenbares
und hat vielleicht den Glanz der Eifersucht
der Toten an sich, die die Erde stärken.
Was wissen wir von ihrem Teil an dem?
Es ist seit lange ihre Art, den Lehm
mit ihrem freien Marke zu durchmärken.
Nun fragt sich nur: tun sie es gern?...
Drängt diese Frucht, ein Werk von schweren Sklaven
geballt zu uns empor, zu ihren Herrn?
Sind sie die Herrn, die bei den Wurzeln schlafen
und gönnen uns aus ihren Überflüssen
dies Zwischending aus stummer Kraft und Küssen?

Rainer Maria Rilke (1875-1926)

„Meine" Station

Ich arbeite auf einer kleinen Hospizstation in einem Landespflegeheim in Niederösterreich. Das Hospiz ist eingebettet in eine von fünf Pflegestationen im Haus und umfasst sieben Einzel- und ein Zweibettzimmer, also insgesamt neun Hospizbetten.
Rund 90% unserer Patienten leiden an Krebs im Endstadium.

Die Aufnahme der Patienten erfolgt nach schriftlicher Antragstellung bei der zuständigen Behörde mit Zustimmung unserer Ärztin und der Pflegedienstleitung.
Viele unserer Patienten werden direkt von einem Krankenhaus zu uns gebracht, andere kommen von zuhause.
Wir arbeiten eng mit dem zuständigen Palliativteam zusammen, das, wann immer es möglich ist und gewünscht wird, eine Betreuung zuhause organisiert.
Wir betreuen ausschließlich Erwachsene, keine Jugendlichen oder Kinder.
Einige unserer Patienten betreuen wir nur wenige Stunden oder Tage, andere einige Wochen und manchmal auch Monate.
Unsere Patienten werden, sofern die Versorgung zuhause sichergestellt ist und ihr Gesundheitszustand es zulässt, jederzeit auf Wunsch entlassen. Auf unserer Station geschieht das eher selten, fast alle Patienten, die wir aufnehmen, versterben auch bei uns.
Ist es unseren Patienten ein Anliegen, werden ihre Angehörigen, soweit diese es auch wünschen, in die Betreuung und Pflege eingebunden. Angehörige können im Zimmer ihrer Lieben übernachten, wann immer sie dieses Angebot annehmen wollen. Es gibt auf unserer Station keine geregelten Besuchszeiten. Die Angehörigen dürfen, sofern dies auch der Wunsch der Patienten ist, jederzeit zu Besuch kommen, rund um die Uhr.
Wünschen die Kranken religiöse Begleitung, wird das von uns organisiert, ebenso Besuche ehrenamtlicher Mitarbeiter.
Im Mittelpunkt unserer Interessen stehen vorrangig die Bedürfnisse und Wünsche der uns anvertrauten Patienten und danach die ihrer Angehörigen.

Das Team, in dem ich arbeite, besteht aus unserer Stationsleiterin, elf diplomierten Schwestern, fünf Pflegehelferinnen, unserer sehr engagierten Ärztin und einigen ehrenamtlichen Mitarbeitern, die unsere Patienten besuchen, mit ihnen plaudern oder für sie Besorgungen erledigen, wenn sie das wünschen. Von uns Schwestern arbeiten zurzeit zwei als Vollzeitkräfte, die anderen Kolleginnen haben Teilzeitverträge. Unsere Dienste dauern jeweils zwölf Stunden. Im Tagdienst betreuen wir im Hospiz unsere Patienten zu dritt (zwei Diplomschwestern, eine Pflegehelferin), nachts ist eine Schwester alleine auf der Station.

Wann immer es uns nötig erscheint, können wir Supervision, eine spezielle Beratungsform, die in beruflichen Angelegenheiten begleitet und unterstützt, in Anspruch nehmen.

Die Leitung unseres Hauses bietet laufend Weiterbildungsmöglichkeiten für das gesamte Personal an. Ebenso werden uns für unsere Arbeit alle benötigten technischen Hilfsmittel und Materialien zur Verfügung gestellt. Somit wird es uns ermöglicht, unseren Patienten im ganzen Haus Pflege auf einem überdurchschnittlich hohen Niveau anzubieten.

Oft sind Schüler von Krankenpflegeschulen für einige Wochen oder Praktikanten von Palliativausbildungen für einige Tage zu Gast auf unserer Station, um einmal einen Hospizbetrieb miterleben zu können. Erwähnenswert finde ich in diesem Zusammenhang, dass wir fast ausschließlich mit Krankenpflegeschülerinnen auf unserer Station arbeiten und nur selten einen männlichen Schüler während eines Praktikums begleitet haben. Wir nehmen auf unserer Station ausschließlich Schüler von Diplomjahrgängen an, für die das Hospizpraktikum ein Wunschpraktikum ist. Wir denken, niemand soll wochenlang schwerstkranke und sterbende Menschen pflegen müssen, wenn er dies nicht will oder noch nicht so weit ist. Das gilt besonders für junge Menschen

Hospiz – ein „ungewöhnlicher" Ort
Hospizschwester – ein noch seltener Beruf

Die Arbeit in einem Hospiz ist nicht gerade alltäglich. Schließlich gibt es in ganz Österreich, wie Sie im letzten Kapitel lesen konnten, erst zwei stationäre Hospize, sechs Hospizstationen in Pflegeheimen und insgesamt nur rund 1.460 im Bereich Palliative Care Beschäftigte, von denen hunderte teilzeitbeschäftigt sind. Somit lässt sich leicht nachvollziehen, dass es in unserem Land zurzeit sehr wenige Menschen gibt, deren Beruf es ist, sterbende Menschen zu pflegen.

Trotz der eindrucksvollen Entwicklung von Hospiz- und Palliativeinrichtungen in Österreich, haben vermutlich immer noch viele Menschen keine klare Vorstellung von Hospizen. Das erlebe ich in meinem Berufsalltag, wie ich bereits in der Einleitung erwähnt habe, immer wieder. Vielleicht wird ein solcher Ort von manchen Menschen als dunkler, freudloser Ort des Siechtums und des Todes, als ein Ort der Stille, der Schmerzen, der Angst, der Trauer, der Hoffnungslosigkeit oder der Trostlosigkeit gesehen. Das mag zwar zum Teil auch richtig sein, denn in Hospizen sterben Menschen. Viele schwerkranke Menschen haben Ängste, Schmerzen, sind vielleicht traurig, verzweifelt, einsam oder hoffnungslos. Trotzdem sind Hospize keine „Endstationen". Sie sind vor allem Orte des Lebens, der Menschlichkeit, der Wärme und der Begegnung. Hospize sind Orte der Hoffnung, der tiefen Gefühle, Orte, an denen kranke Menschen so sein können und dürfen, wie sie sind oder sein wollen. In Hospizen werden Werte wie Ehrlichkeit, Vertrauen, Zuwendung, echtes Interesse, Wertschätzung und Achtung voreinander gelebt. In Hospizen gibt es, genauso wie an allen anderen Orten auch, Licht und Schatten, Freude und Trauer, Lachen und Tränen, Hoffnung und Hoffnungslosigkeit, Mut und Angst, Klarheit und Gefühlschaos, Lebensfreude und Depression, Hoffen und Bangen, Geben und Nehmen, strahlende Sonne und tiefe Dunkelheit. Das für Außenstehende vielleicht Besondere an Hospizen ist, dass hier „ganz normale" Menschen arbeiten – liebevolle Menschen, die ihren Beruf aus Überzeugung und mit Enthusiasmus ausüben, Menschen, die Freude am Umgang mit anderen Menschen haben, Menschen, die gerne lachen und fröhlich sind und den Umgang mit Sterbenden einfach „aushalten". Ich bin der festen Überzeugung, Patienten, besonders wenn sie schwer krank sind, brauchen ganz normale Menschen um sich. Sie brauchen keine Heiligen und schon gar keine Scheinheiligen, sondern Menschen, die fachlich kompetent sind, ihren Beruf gerne ausüben, die es ehrlich mit ihnen meinen, die geduldig sind und die auch zupacken können. Sie brauchen Menschen, die sie verstehen, die sie so nehmen, wie sie sind, mit denen sie reden, lachen und manchmal weinen können, die sie auch einmal in den Arm nehmen und sich für sie und all ihre Ängste, Sorgen und Hoffnungen interessieren. Wer könnte das wohl besser, als ein ganz normaler, durchschnittlicher Mensch?

Patienten und Schwestern im Hospiz

Wir betreuen auf unserer Station unheilbar kranke erwachsene Patienten aller Altersstufen aus allen sozialen Schichten, unabhängig von Herkunft, Religion und finanziellen Mitteln. Manche unserer Patienten sind alleinstehend, andere haben Familie und/oder Freunde. Viele von ihnen bekommen regelmäßig Besuch, andere kaum oder nie. Manche unserer Patienten kommen recht gut mit dem Wissen zurecht, dass ihre Krankheit als unheilbar eingestuft wurde, sie als austherapiert gelten und ihre Lebenszeit dadurch begrenzt ist. Andere sind kaum in Lage, mit dem Wissen um ihre Diagnose umzugehen. Viele unserer Patienten haben zum Teil sehr lange Krankenhausaufenthalte hinter sich, andere werden bereits kurz nach der Diagnosestellung im Hospiz aufgenommen. Einige unserer Patienten brauchen nur wenig Unterstützung, andere werden durch ihre Erkrankung zu schweren oder schwersten Pflegefällen, die rund um die Uhr Betreuung benötigen.

Ebenso unterschiedlich wie unsere Patienten, sind auch wir Schwestern sehr unterschiedlich. Was unsere Patienten gemeinsam haben, ist ihre als unheilbar diagnostizierte Erkrankung, was wir Schwestern gemeinsam haben, sind unsere Ziele. Wir betrachten sterbende Menschen als Lebende und begleiten sie auf dem letzten Stück ihres Weges. Wir unterstützen sie und ihre Angehörigen, sind bei der Erfüllung letzter Wünsche behilflich, stehen ihnen beim Ordnen letzter Dinge zur Seite und tun alles in unserer Macht stehende dafür, unseren Patienten ein Sterben in Würde zu ermöglichen.

Die Würde, die wir im Sterben suchen, müssen wir in der Würde finden, mit der wir gelebt haben. Die Ars moriendi ist eine Ars vivendi: die Kunst des Sterbens ist die Kunst des Lebens. Aufrichtigkeit und Schönheit des zu Ende gehenden Lebens geben das eigentliche Maß für unser Sterben ab. Nicht in den letzten Wochen und Tagen entsteht das Vermächtnis unseres Lebens, sondern in den langen Jahrzehnten, die ihnen vorangegangen sind. Wer in Würde gelebt hat, wird auch in Würde sterben.[80]

Eine große Herausforderung an uns Schwestern stellen jene Patienten dar, die sich zwar im Endstadium ihrer Erkrankung befinden, dies aber nicht wahrhaben wollen, nicht annehmen können. Diese Menschen sprechen häufig nur von ihrer Zukunft, von all den Dingen, die sie bald erleben und erledigen wollen. Wir betreuen von Zeit zu Zeit Patienten, die ihre finanziellen Angelegenheiten nicht regeln, weder ihre Wohnung auflösen, noch ihr Auto verkaufen wollen, weil sie hoffen, all das bald wieder zu brauchen. Manchmal können Gespräche mit diesen Patienten zu richtigen Gratwanderungen für uns Schwestern werden. Es ist nicht unsere Aufgabe, Hoffnungen zu zerstören, es gehört aber zu den Hospizgrundsätzen, die Kranken nicht zu belügen. Was sollen wir in solchen Momenten sagen? Was ist gerade wichtig und richtig? Leider gibt es auch für diese Fälle keine einfachen „Rezepte". Das ist ein Teil dessen, was die Arbeit in einem Hospiz manchmal so schwierig macht. Als Schwestern haben wir fast nie die Gelegenheit, uns auf bestimmte Situationen, meist sind es Gespräche, vorzubereiten. Man betritt, nichts ahnend, ein Patientenzimmer und steckt plötzlich mitten in einem Gespräch, das man nicht erwartet hat und das trotzdem bewältigt werden muss. Als Pflegende können wir nichts anderes tun, als unserer Intuition zu vertrauen und unser Bestes geben. Dies kann durchaus manchmal auch bedeuten, dass wir aus der im Moment von uns nicht zu bewältigenden Situation aussteigen, um sie von einer Kollegin oder der Ärztin bewältigen zu lassen.

Frau F. – Sie konnte über ihre Gefühle nicht sprechen

Wir betreuen zurzeit eine Patientin im Hospiz, die nicht annehmen kann, dass sie nur noch kurze Zeit zu leben hat. Sie liegt seit einigen Wochen auf unserer Station und ist sehr schwer krank. Nach ärztlichem Ermessen hat sie nur noch wenig Zeit zur Verfügung, denn sie leidet an Krebs im Endstadium und in ihrem Körper wachsen unzählige Metastasen. Da sie das Bett schon seit einigen Wochen nicht mehr verlassen kann, ist sie in allen Bereichen des Lebens auf Hilfe angewiesen. Wie alle unsere Patienten ist sie über die Schwere ihrer Erkrankung aufgeklärt. Trotzdem spricht sie immer wieder, eigentlich täglich, davon, was sie in naher Zukunft alles unternehmen wird. Hört man ihr zu, könnte man meinen, sie würde gleich aus dem Bett springen, ihre Sachen zusammenpacken und nach Hause laufen. Sie erzählt mit leuchtenden Augen, wohin sie demnächst mit ihrem Auto fahren wird, was sie sich alles kaufen möchte, und sie spricht über ihre Wohnung, auf die sie sich so freut.

Unsere Ärztin hat schon mehrmals mit Frau F. gesprochen, da sie ihr die Möglichkeit geben wollte, all ihre Dinge, wie z. B. die Verlassenschaft, zu regeln. Diese Gespräche verliefen aber immer wieder gleich: die Patientin hörte zu, war aber nicht in der Lage, das Gehörte zu verstehen bzw. anzunehmen. Gleich nach solchen Gesprächen sprach sie wieder von ihrer Zukunft, so wie bereits beschrieben.

Frau F. ist auch immer bemüht, freundlich und höflich zu sein, spricht mit leiser Stimme in gewählten Worten. Trotzdem haben manche von uns Schwestern das Gefühl, als würde sie bald „explodieren", denn sie erscheint uns wie eine Schauspielerin, die eine Rolle spielt, die sie gar nicht spielen möchte. Sie spielt diese Rolle, weil sie offensichtlich nicht anders kann.

Frau F. erhält fast nie Besuch, hat keine Familie und auch sonst kaum jemanden, der sich um sie kümmert. Von uns Schwestern will sie meistens nur in Ruhe gelassen werden. Sie akzeptiert nötige pflegerische Handlungen, Gespräche blockt sie in der Regel meistens ab, außer sie hat gerade Lust, über ihre Zukunft zu sprechen. Davon erzählt sie meistens während der Körperpflege. Wir hören ihr dann einfach zu. Wenn wir ihr anbieten, etwas länger bei ihr zu bleiben, zu plaudern, vorzulesen oder gemeinsam einen Film im Fernsehen anzusehen, lehnt sie dies ab. Sie will auch ihr Zimmer nicht verlassen und sagt, sie möchte lieber alleine sein. Sie sieht fern oder blättert in einer Zeitschrift.

Frau F. kann oder will über ihre Ängste nicht sprechen, obwohl jeder, der das Zimmer betritt, ihr großes Leid förmlich spüren kann. Man braucht gar nicht mit ihr zu sprechen, man muss sie nur ansehen, um zu erkennen, dass sie anscheinend große Angst hat. Man sieht diese Angst vor allem in ihren Augen. Man kann in Gegenwart dieser Patientin auch häufig sehr deutlich unterschwellige Wut oder Aggression spüren und diese auch an ihrer Mimik und Gestik erkennen. Frau F. kann ihre Gefühle aber nicht in Worte fassen, nicht herauslassen. Sie bleibt trotzdem stets höflich und tut so, als wäre alles in Ordnung. Diese Frau leidet offensichtlich sehr, kann aber weder über ihre Gefühle sprechen, ihre Krankheit annehmen, weinen oder gar laut ihren Schmerz herausschreien. Es ist für sie scheinbar lebensnotwendig, ihre „Fassade" aufrecht zu erhalten, sich nicht gehen zu lassen. Sie ist, zumindest zurzeit, nicht bereit, Hilfe anzunehmen. Sie will unsere Fürsorge nicht, sie will auch ihre Medikamente meistens nicht einnehmen. Sie zieht es vor, alleine zu leiden, wobei ihr Leiden nicht so sehr körperlicher Art, sondern vorrangig ein psychisches oder seelisches ist. Vielleicht gehört sie zu jener Kategorie von Menschen, die ihren Schmerz brauchen um zu spüren, dass sie noch leben.

Das Nichtwahrhabenwollen schiebt sich wie ein Puffer zwischen den Kranken und sein Entsetzen über die Diagnose; er kann sich wieder fangen und andere, weniger radikale Wege zur inneren Verteidigung suchen. Trotzdem ist er vielleicht bereit, ja erleichtert und befriedigt, wenn er mit einem anderen Menschen über sein bevorstehendes Ende sprechen kann.[81]

Das Nichtwahrhabenwollen ist meistens nur eine vorübergehende Phase, die bald durch wenigstens teilweise Akzeptierung abgelöst wird. Die nach meiner Meinung nach seltenen Fälle, in denen der Kranke seine Krankheit bis zum Tode leugnen kann, müssen nicht unbedingt durch solches Ausweichen verschlimmert werden. Ich habe bei unseren 200 Todkranken nur drei Patienten erlebt, die bis in den Tod seine Drohung nicht wahrhaben wollten.[82]

Inzwischen, es sind bereits rund zwei Wochen vergangen, hat diese Patientin aufgehört zu sprechen. Sie liegt jetzt meist mit geschlossenen Augen da. Wenn wir sie ansprechen, öffnet sie kurz die Augen, um sie dann gleich wieder zu schließen. Nach wie vor lässt sie notwendige pflegerische Handlungen über sich ergehen, wobei sie uns Schwestern aber den Eindruck vermittelt, als wäre es ihr am liebsten, wir würden sie ganz in Ruhe lassen. Zwischendurch setze ich mich immer wieder still an ihr Bett und berühre ihre Hand. Sie öffnet dann die Augen, sieht mich kurz an und an manchen Tagen lässt sie es zu, dass ich ihre Hand halte. Dies sind jene kurzen Augenblicke, in denen sie bereit ist, Begleitung anzunehmen. Ob sie jetzt ihre Krankheit, ihr „Schicksal", ihren bevorstehenden Tod wohl angenommen hat? Oder hofft sie noch immer auf Gesundheit und Zukunft? Ich weiß es nicht, aber ich denke, Frau F. wird in den nächsten Tagen versterben und ich glaube, dieses Sterben wird ein ganz stilles, ruhiges „Hinübergleiten" werden.

Seitdem ich diese Zeilen geschrieben habe, sind wieder einige Tage vergangen und Frau F. ist inzwischen verstorben. Sie starb ganz ruhig und friedlich, ist einfach „eingeschlafen". Ich hatte sie an ihrem letzten Lebenstag betreut und saß nachmittags lange an ihrem Bett. Sie lag ganz still da, während ich neben ihr saß und ihre Hand hielt. Im Raum war eine friedliche, warme, entspannte und angenehme Atmosphäre. Das gedämpfte Licht einer Duftlampe und ihrer Lieblingsbeleuchtung, einer Rosenquarzleuchte, verbreiteten einen sanften Schimmer. Im Hintergrund lief ganz leise Entspannungsmusik und das Zimmer war erfüllt von dem angenehmen Duft des ätherischen Öles der Duftlampe. Frau F. liebte erdige, holzige Düfte, daher roch es im ganzen Zimmer angenehm nach Zedernholz. Dieser Duft gilt als beschützend und ist für eine Begleitung bei Übergängen hilfreich. Die Stimmung im Raum vermittelte nach meinem Empfinden Ruhe und Geborgenheit. In diesem Umfeld war es Frau F. möglich, völlig zu entspannen, loszulassen und am Abend in Frieden zu sterben.

Hoffnung

In verzweifelter Hoffnung gehe ich umher und suche sie
in allen Winkeln meines Zimmers; ich finde sie nicht.
Mein Haus ist klein, und was einmal aus ihm fortgezogen ist,
kann nicht wieder zurück gewonnen werden.
Unendlich aber ist deine Wohnung, o Herr,
und auf der Suche nach ihr bin ich vor deine Tür gelangt.
Ich stehe unter dem goldenen Baldachin deines Abendhimmels
und hebe die Augen zu deinem Antlitz empor.
Am Rande der Ewigkeit stehe ich,
aus der nichts verlorengehen kann,

> *keine Hoffnung, keine Glückseligkeit,*
> *nicht das Bild eines durch Tränen erblickten Gesichts.*
> *O tauche mein leeres Dasein in jenen Ozean,*
> *versenke es in seine tiefste Fülle.*
> *Lass mich ein einziges Mal diesen verlorenen süßen Hauch*
> *im All des Universums verspüren.*
>
> Rabindranath Tagore (1861-1941)

Hin und wieder betreuen wir auch im Hospiz Patienten, die wohl die meisten Pflegenden eher fürchten, nämlich Menschen, die sich, scheinbar gewohnheitsmäßig, unfreundlich, herrisch, sehr fordernd und bestimmend geben. Ein solches Verhalten lässt sich nicht immer der Erkrankung oder den Sterbephasen zuordnen. Einige dieser Patienten scheinen Grüßen oder ein „Bitte" und „Danke" nicht zu kennen und sprechen nur im Befehlston. Sie erwarten, dass ihre Anweisungen umgehend und penibel ausgeführt werden und sind Widerspruch nicht gewohnt. Ganz egal, was man für diese Patienten tut und wie sehr man sich auch bemüht, es ist meist nicht das Richtige, zu wenig oder zu viel, zu langsam oder zu schnell und wird somit bemängelt. Solche Menschen zu pflegen, stellt eine große Herausforderung an Pflegende dar, kann schwierig sein und uns an unsere Grenzen bringen. Wir Pflegenden müssen dann für uns entscheiden, wie wir am besten mit dieser Situation zurechtkommen. Manchmal ist es auch nötig, eine klare Linie im Team zu finden, wenn sich ein Patient gewohnheitsmäßig unhöflich und stets fordernd benimmt.

Herr A. – Er brachte mich an meine Grenzen

Einer meiner bisher größten beruflichen Herausforderungen in über eineinhalb Jahrzehnten der Arbeit mit Patienten begegnete ich im Hospiz vor zwei oder drei Jahren in Person von Herrn A. Herr A. war ein krebskranker, bettlägeriger Mann um die 70, den wir einige Wochen vor seinem Tod aufnahmen. Er war, um es vorsichtig auszudrücken, nach meinem Empfinden ein sehr unhöflicher Mensch, der sich nicht gerade Mühe mit seinen Mitmenschen gab – und mit mir schon gar nicht. „Bitte" und „Danke" sagte er, zumindest zu mir, so gut wie nie. Meist grüßte er mich auch nicht, weder wenn ich in sein Zimmer betrat, noch wenn ich es wieder verließ oder ihn in anderen Räumen antraf. Wenn er etwas von mir wollte, dann erteilte er in barschem Ton den dementsprechenden „Befehl", z. B.: „Stellen Sie das Glas doch nicht genau da hin – ich will es da haben." Dann stellte er es selbst einen oder zwei Zentimeter neben den Platz, wo ich es hingestellt hatte. „Na, nun kommen Sie schon her! Geht das denn nicht schneller?" – während ich schon fast im Laufschritt unterwegs war – „Jetzt drehen Sie doch endlich den Fernseher auf! Nein, nicht dieses Programm. Ach, geben Sie doch einfach die Fernbedienung her." Ich hatte gerade das von ihm gewünschte Programm eingestellt. „Mein Gott, jetzt stellen Sie doch endlich das Kopfteil etwas höher! Nein, nicht so hoch! Ja, gibt's denn sowas! Das ist jetzt zu tief."

In dieser Art also sprach Herr. A. mit mir ab dem Moment unseres Kennenlernens und löste damit in mir tiefe Betroffenheit, aber auch Ärger und seltsamerweise Wehrlosigkeit aus, denn seine Blicke, sein Verhalten und sein Tonfall erinnerten mich jedes Mal an sehr schmerzliche Situationen aus meiner Kindheit. Ja, es war tatsächlich so – Herr A. machte mich sprachlos, ärgerlich und gleichzeitig wehrlos. Und er schaffte das manchmal alleine schon durch seine Anwesenheit in meiner unmittelbaren Umgebung – er musste an manchen Tagen gar nichts sagen oder tun. Manchmal reichte es schon, wenn ich ihn nur sah. Plötzlich wurde ich von einer „gestandenen Frau" zu einem kleinen, hilflosen und zornigen Mädchen. Egal, was und wie ich es für Herrn A. auch machte, es war für ihn nie das Richtige.

Normalerweise, wenn sich ein Patient so benimmt, kann ich diesen Situationen mit Gelassenheit, Verständnis und meist sogar mit Humor begegnen. Außerdem lernt man in meinem Beruf, solche und ähnliche Situationen, besonders im Umgang mit Schwerkranken, nicht persönlich zu nehmen, sondern dieses Verhalten den Sterbephasen zuzuordnen. Aber auch Krankenschwestern sind Menschen und können nicht immer nur fachlich und sachlich sein. Auch wir haben Gefühle und können diese nicht ganz einfach nach Bedarf ausschalten. Manche Dinge, die Patienten sagen oder tun, verletzen oder verärgern uns oder lösen zumindest Betroffenheit aus. So erging es mir mit Herrn A.

In manchen Fällen stimmt ganz einfach „die Chemie" zwischen Patient und Schwester nicht ganz oder auch gar nicht, aber das ist normal.

Man kann nicht, wenn man ständig sehr vielen fremden Menschen – Patienten und Angehörigen – begegnet, jedem dieser Menschen sympathisch sein und umgekehrt findet man selbst auch nicht alle Menschen sympathisch. Selbstverständlich gibt es solche Gefühle auch zwischen Patienten und Pflegenden, etwas anderes zu behaupten wäre schlichtweg gelogen. Aber bisher hatte ich noch niemals mit einem derart unhöflichen Patienten zu tun. Unhöflichkeit von Patienten, das kannte ich, wie wohl alle professionell Pflegenden, bereits. In solchen Fällen spricht man dann zumindest das Nötigste – das Plaudern fällt halt weg – bleibt aber dabei immer höflich, auch wenn das manchmal schwer fällt. Man versucht, Verständnis für die Situation des Kranken aufzubringen und sich in Geduld zu üben, was zugegebenermaßen auch nicht immer leicht fällt. Vor allem fachlich handelt man in solchen Situationen, egal ob man nun verärgert, beleidigt oder ähnliches ist, immer korrekt. Um es dem Patienten (und auch sich selber) leichter zu machen, kann man die Pflege dieser Patienten an Kollegen abgeben. Das sollte in gut funktionierenden Teams kein Problem sein. So läuft das im Normalfall ab, wenn die Chemie zwischen Patient und Pflegendem nicht stimmt.

Nun galt es also für mich eine Situation zu meistern, vor der ich am liebsten davongelaufen wäre, wenn ich gekonnt hätte. Das ging aber nicht. Also vermied ich zuerst einmal alle Begegnungen mit Herrn A., die sich vermeiden ließen. Tagsüber ging das ganz gut. Ich bat einfach meine Kollegin, seine Pflege zu übernehmen. Ich brachte ihm, wenn ich Hauptdienst hatte, seine Medikamente, machte die notwendigen Verbandwechsel oder assistierte dabei, ich half bei der Mobilisation oder dem Zubettbringen des Patienten. Sonst hielt ich mich fern von ihm. Nachts allerdings sah das ganz anders aus, denn damals waren wir im Nachtdienst alleine, hatten also keine Kollegin, die wir um Hilfe bitten konnten. Nach einigen Nachtdiensten war ich soweit, dass ich Herzklopfen und Schweißausbrüche bekam, wenn Herr A. nach mir läutete. So konnte das nicht weitergehen.

Nichtsdestotrotz fragte ich mich natürlich, was wohl die Ursache für das unhöfliche und barsche Verhalten von Herrn A. mir gegenüber war. Befand er sich in einer aggressiven Phase aufgrund seiner schweren Erkrankung? Warum war er dann aber zu den meisten anderen, zumindest oft, recht freundlich und auch höflich? Ob ich ihn vielleicht an jemanden von früher erinnerte, den er nicht mochte? Oder fand er mich ganz einfach nur unsympathisch? Oder hielt er mich für inkompetent? Ich fand keine Antworten auf diese Fragen und vor allem konnte ich mir sein Verhalten deswegen nicht erklären, weil ich, aufgrund dieser besonderen Situation, gerade zu ihm besonders höflich und immer sehr bemüht um sein Wohlergehen war. Ich hatte mir absolut nichts vorzuwerfen, dessen war ich mir ganz sicher. Ich muss hier erklärend hinzufügen, dass ich mich durchaus für „sozial kompatibel" halte. Ich denke, ich bin ein höflicher Mensch mit guten Umgangsformen. Außerdem habe ich in unserem Haus den Ruf, eher zu viel als zu wenig für meine Patienten zu tun. Allerdings, das muss ich ehrlich zugeben, habe ich grundsätzlich ein Problem mit Unhöflichkeit, egal von wem sie kommt. Zumindest Grüßen, „Bitte" und „Danke" gehören für mich zu den Grundregeln für ein gutes Auskommen mit meinen Mitmenschen. Ich tue das und erwarte es eigentlich auch von anderen Menschen, zumindest in alltäglichen Situationen und auch von Kranken, außer natürlich wenn es ihnen schlecht geht.

Wo also lag das Problem? Nach langem Nachdenken glaubte ich endlich die Lösung gefunden zu haben. Herr A. hatte meine Unsicherheit vom ersten Moment an erkannt, mich als schwach bzw. als Schwächling eingestuft und nun konnte er sich diesen Befehlston und all die Unhöflichkeiten mir gegenüber erlauben – schließlich wehrte ich mich ja nicht dagegen. Ich hätte gleich zu Beginn, als ich das Dilemma erkannt hatte, Grenzen ziehen müssen. Das hätte professionellem Handeln entsprochen. Leider war ich dazu zu feige gewesen. Ja, auch so etwas kann einem als erwachsener Mensch passieren, trotz jahrzehntelanger Berufstätigkeit. Zu meinem Trost weiß ich aber von anderen Kollegen, dass ich durchaus nicht die einzige Krankenschwester weit und breit bin, der derartiges schon einmal passiert ist.

Jedenfalls hatte ich nach etlichen, für mich fast schon nervenaufreibenden Diensten beschlossen, diese für mich so untragbare Situation zu beenden. Das konnte nur durch ein Gespräch geschehen, das war mir klar. In meinem nächsten Nachtdienst wollte ich meinen ganzen Mut zusammennehmen und mit Herrn A. reden. Schließlich war ich eine erwachsene Frau und kein kleines, ängstliches Mädchen.

Ich ging also in meinem nächsten Nachtdienst, allerdings mit Herzklopfen, das muss ich gestehen, bei der ersten Stationsrunde zu Herrn A., um ihn umzulagern und alles zurechtzulegen, was er brauchte. Herr A. hatte mich, wie meistens, nicht gegrüßt und war, wie immer, unhöflich zu mir. Um nicht sofort mit meinem „Anliegen" herauszuplatzen, verrichtete ich meine Arbeit wortlos. Danach begann ich, statt wie sonst immer eine „Gute Nacht" zu wünschen, mutig draufloszureden. Ich fragte meinen Patienten, warum er mich fast nie grüßt, nie „Bitte" oder „Danke" sagt, wenn ich einen seiner Wünsche erfülle, und warum er immer in einem so rüden Tonfall mit mir spricht oder besser gesagt Befehle erteilt. Ich fragte ihn, warum er noch nie ein nettes Wort oder gar ein Lächeln für mich übrig hatte. Ich sagte ihm auch, dass mich sein Verhalten verletzt, da ich mich ihm gegenüber immer korrekt und auch sehr freundlich verhalten habe. Ja, all das sagte ich ihm – in einem Stück, ohne Pause – damit ich es endlich hinter mir hatte. Herr A. sah mich recht verwundert an und antwortete, das sei schon alles richtig – er gestand mir sogar zu, dass ich meine Arbeit sehr gut machte, aber schließlich, so meinte er, sei er sterbenskrank und hätte deswegen das Recht, sich so zu benehmen. Ich sagte ihm, dass ich das nicht so sehe und ich wenigstens manchmal, wenn schon nicht immer, einen Gruß, ein „Bitte" und „Danke" und einen zumindest etwas höflicheren Tonfall von ihm erwarte, vor allem in Anbetracht der Tatsache, dass er sich anderen Leuten gegenüber auch nicht dermaßen unhöflich benimmt wie mir gegenüber. Nachdem Herr A. anscheinend nichts mehr zu sagen hatte, wünschte ich ihm jetzt eine „Gute Nacht" und – Sie werden es kaum glauben – Herr A. erwiderte meinen Gruß. Ich war nun jedenfalls sehr erleichtert, dass ich endlich alles gesagt hatte, was zu sagen war. Herr A., das wusste ich jetzt, würde mir keine Angst mehr einjagen, ganz egal wie er sich in Zukunft verhalten würde. Der Bann war sozusagen gebrochen – ich hatte endlich wie eine Erwachsene gehandelt. Spät, aber doch. In dieser Nacht hatte ich nur noch ein Mal mit Herrn A. zu tun – ich musste morgens seinen Verband wechseln und ihn umlagern – und er bedankte sich doch tatsächlich bei mir. Er grüßte sogar, als ich sein Zimmer wieder verließ. Ab diesem Nachtdienst kam ich ganz gut mit Herrn A. aus. Ich fand ihn zwar noch immer nicht besonders sympathisch, ich „riss" mich auch nicht darum, ihn zu pflegen, aber wir gingen jetzt endlich vernünftig und höflich miteinander um. Das war eine große Erleichterung für mich.

Rund zwei Wochen nach dieser „Aussöhnung" – ich hatte Hauptdienst – verschlechterte sich, völlig unvorhersehbar, von einer Minute zur anderen, der Gesundheitszustand von Herrn A. Ich rief sofort unsere Ärztin an, wir taten, was zu tun war – Medikamente verabreichen und den Patienten bequem lagern – und plötzlich war ich damit konfrontiert, Sterbebegleitung bei diesem Patienten zu machen. Ich teilte mir diese Aufgabe mit meiner Kollegin, das heißt, wir saßen abwechselnd an seinem Bett, hielten seine Hand, befeuchteten seine Lippen, achteten darauf, dass er bequem lag und standen ihm so in seinen letzten Stunden zur Seite. Wenige Stunden später verstarb Herr A.

Begrenzt ist das Leben,
doch unerschöpflich die Liebe.[83]

Ich muss gestehen, ich hatte nicht damit gerechnet, dass Herr A. ausgerechnet in meiner Gegenwart versterben könnte. Aber, auch wenn wir beide wohl niemals Freunde geworden wären, konnte er mir doch vertrauen, als er so dringend Beistand brauchte. Im Angesicht des Todes ist es völlig unwichtig, was einmal war – es zählen nur noch dieser einzigartige Moment und das Gegenüber – ein Mensch in all seinem Sein.

Die meisten unserer Patienten im Hospiz sind sympathische, liebenswerte Menschen, die sich auf unserer Station sehr wohl fühlen. Sie schätzen die Art der Pflege, die ihnen bei uns geboten wird. Aufgrund des speziellen Personalschlüssels haben wir ausreichend Zeit für sie. Nichts geschieht in Hektik oder Zeitnot. Viele Wünsche der schwerkranken Menschen können berücksichtigt werden, wie beispielsweise Schlafgewohnheiten oder spezielle Vorlieben beim Essen. Wir achten das Ruhebedürfnis unserer Patienten, vermeiden „Zwangsbeglückungen", verbringen aber auf Wunsch viel Zeit mit ihnen. Für Gespräche, Spaziergänge oder einfaches „Dasein" nehmen wir uns immer die nötige Zeit.

Herr S. – Jesus an der Wand?

Herr S. lag vor seinem stillen Tod rund einen Monat lang auf unserer Station. Er war ein alter Mann, der, wie er sagte, sein Leben gelebt hatte. Er war uns Schwestern vom ersten Tag an überaus sympathisch, denn er gehörte zu jenen Menschen, die einfach jeder gerne mag. Er strahlte Lebensweisheit, Ruhe und Gelassenheit aus und war ein ganz bescheidener Mann, dem es fast peinlich war, wenn er etwas von uns brauchte. Da wir auf unserer Station niemanden „zwangsbeglücken", ließen wir ihm genau das, was ihm offensichtlich am liebsten war, nämlich seine Ruhe.

Herr S. war, als er zu uns kam, bereits eine Zeit lang bettlägerig, was ihn aber nicht sonderlich zu stören schien. Er klagte auch nie über Schmerzen. Er bekam regelmäßig Besuch und war sonst am liebsten allein in seinem Zimmer, das er auch nicht mehr verlassen wollte. Wir Schwestern übernahmen seine Körperpflege, sorgten für Sauberkeit im Raum und brachten ihm seine Mahlzeiten. Wenn er Lust hatte, plauderten wir mit ihm. Herr S. war ein völlig anspruchsloser Patient, der nur ein einziges Mal nach einer Schwester geläutet hatte, weil er niemandem zur Last fallen wollte.

Als Herr S. rund zwei oder drei Wochen auf unserer Station lag, läutete er zum ersten und auch einzigen Mal. Ich hatte Nachtdienst und erschrak fast, als ich sah, dass er den Schwesternruf gedrückt hatte. Bestimmt ging es ihm sehr schlecht, schoss es mir durch den Kopf und ich lief fast zu seinem Zimmer. Ich klopfte nur kurz an und stürmte danach förmlich in den Raum. Herr S. lag grinsend im Bett und entschuldigte sich als allererstes, weil er geläutet hatte. Ich war beruhigt, dass es ihm offensichtlich doch gut ging und fragte ihn erleichtert, was ich für ihn tun könnte. Er sagte, ich solle das große Licht aufdrehen und zu ihm kommen. Ich drückte also auf den Lichtschalter und stellte mich neben ihn ans Bett. Er lächelte verschmitzt, drückte mir eine Art Pappkarton in die Hand und sagte, ich müsse jetzt zwei Minuten lang ganz konzentriert auf das Bild schauen. Ich sah also auf das Stückchen Karton in meiner Hand. Darauf war ein Stück weißes Papier geklebt, auf dem viele schwarze Linien zu erkennen waren, die aber kein Bild ergaben. Ich erkundigte mich also, ob ich ihn richtig verstanden hätte und er wiederholte, dass ich jetzt zwei Minuten lang nur auf diesen

Zettel schauen dürfte. Er würde mir dann sagen, wann die Zeit um wäre, und danach müsste ich sofort auf die Zimmerwand vor seinem Bett schauen. Ich kam mir zwar ziemlich dumm dabei vor, machte aber dem Patienten zuliebe, was er von mir wollte. Ich starrte solange auf den Zettel in meiner Hand, bis er sagte, jetzt sei es genug und ich solle nun an die Wand schauen. Als ich das machte, erschien plötzlich ein Männergesicht vor meinen Augen an der Wand. Ich schaute wohl ziemlich fasziniert auf dieses Gesicht an der Wand und kurz darauf verschwand es wieder. Herr S. fragte mich ganz neugierig, was ich denn gesehen hätte und ich antwortete, ich hätte das Gesicht eines jungen Mannes gesehen, das mich an ein Bild von Jesus erinnerte. Herr S. amüsierte sich königlich über meine Verwirrung und strahlte über sein ganzes, liebes Gesicht. „Jaja", sagte er, „das ist Jesus." Nachdem ich zuhause ein Buch über optische Illusionen hatte, war mir klar, dass es sich nur um eine solche handeln konnte, trotzdem war es für mich beeindruckend gewesen, das Männergesicht an der Wand wahrzunehmen. Nachdem Herr S., noch immer grinsend, keine weiteren Wünsche mehr hatte, entließ er mich wohlwollend und wünschte mir einen ruhigen Nachtdienst. Wenige Tage später verstarb Herr S.

> *Lasse nie zu, dass du jemandem begegnest,*
> *der nicht nach der Begegnung mit dir glücklicher ist.*
>
> Mutter Teresa (1910-1997)

Ich besitze heute noch diesen kleinen Pappkarton, den ich in jener Nacht in meinen Händen hielt und anstarrte, denn ich bekam ihn geschenkt, als Herr S. verstarb. Immer wenn er mir einmal in die Hände fällt, erinnere ich mich an Herrn S., diesen bescheidenen, alten Mann mit dem lieben Lächeln, den ich sehr gern mochte. Beim Betrachten des Kartons fällt mir auch immer wieder mein Erstaunen ein, als ich zum ersten Mal in meinem Leben das Gesicht von Jesus an der Wand sah.

Mir persönlich erscheint die Hospizstation trotz des vielen Leides, das manchmal untrennbar mit dem Sterben verbunden zu sein scheint, an manchen Tagen wie eine Oase der Stille, der Besinnung, der Liebe, der Verbundenheit, der Wärme, des Lichts und des Friedens. Bei uns auf der Station wird auch viel gelacht, und wir Schwestern lieben es, wenn sich unsere Patienten freuen, Spaß haben, genießen und ihre Zeit so verbringen, wie es ihnen gut tut. Besonders jene Patienten, die bevor sie zu uns kommen, oft lange in Krankenhäusern gewesen sind, sind von der meist fröhlichen Stimmung und unserer Art der Pflege sehr überrascht. Viele von ihnen sind es nicht gewohnt, dass sich das Personal wirklich Zeit für sie nehmen kann. Wir haben diese Zeit und nutzen sie auch zum Wohl unserer Patienten. Auch die Angehörigen und Freunde der Patienten genießen die fröhliche, ruhige und entspannte Atmosphäre auf unserer Station, die gemeinsamen Gespräche und auch das gemeinsame Lachen. Ich halte das für sehr wichtig, denn ich denke, vor allem Leid ist leichter zu ertragen, wenn man es mit jemandem teilen kann.

Herr K. – Die Dankbarkeit seiner Ehefrau

Herr K. war bei seinem Tod 46 Jahre alt. Als er ins Hospiz kam, hatte er eine monatelange, tragische Krankengeschichte hinter sich und war ein Pflegefall. Er hatte einen schweren Herzinfarkt und eine Reanimation hinter sich, konnte nicht mehr sprechen, sich fast nicht mehr bewegen, nichts mehr selbständig tun. Er hatte fast keinerlei Möglichkeiten mehr, zu kommunizieren. Man konnte lediglich bei Unwohlsein eine Anspannung bestimmter Muskelpartien beobachten. Eine Kommunikation über Augenkontakt oder Gesten war leider nicht mehr möglich.

Herr K. wurde seit seinem Infarkt von vielen guten Ärzten betreut, die auch alles für ihn tun wollten. Er hatte gerade eine leider erfolglose Rehabilitation hinter sich und galt nun als austherapiert.

Herr K. war ein großer, stattlicher Mann. Früher war er ein sehr aktiver, lebenslustiger und sportlicher Mensch gewesen, der eine eigene Firma hatte. Seine Kinder waren nun fast erwachsen und sie litten, genauso wie seine Frau, schrecklich unter dieser ausweglosen und hoffnungslosen Situation.

Ich kann mich noch sehr gut an den Tag erinnern, als Herr K. zu uns auf die Station kam. Er war in Begleitung seiner Frau und deren Mutter, die beide verzweifelt und müde wirkten. Sie waren aber sehr dankbar, dass Herr K. auf unserer Station aufgenommen werden konnte, denn hier konnten sie ihn regelmäßig besuchen, weil sie in der Nähe wohnten. Es wurden alle nötigen Formalitäten erledigt und unser neuer Patient hatte endlich die Möglichkeit, sich von dem bestimmt anstrengenden Transport zu erholen. Auch ich stellte mich bei Frau K. vor, plauderte kurz mit ihr und empfahl ihr dann, nach Hause zu gehen und sich ein wenig auszuruhen. Ich versicherte ihr, dass ihr Mann bei uns gut aufgehoben wäre und sie sich keine Sorgen machen müsste. Bald darauf verließ sie mit ihrer Mutter die Station. Sie wollte am nächsten Tag wiederkommen. Ich hatte auch am nächsten Tag Dienst, und wir beschlossen im Team, Herrn K. zu baden, denn er hatte vermutlich schon lange kein Vollbad mehr genießen können. Ich badete unseren neuen Patienten also, wusch seine Haare, rasierte ihn – ich brauchte dazu rund eine Stunde. Danach brachten wir ihn wieder in sein Bett – ich wollte hier noch seine Finger- und Zehennägel schneiden. Ich saß neben dem Bett meines Patienten, sprach mit ihm und schnitt gerade seine Fingernägel. Ich war völlig vertieft in meine Arbeit und bemerkte deswegen nicht, dass Frau K. schon seit einigen Minuten in der offenen Zimmertüre stand und uns beobachtete. Ich bemerkte ihre Anwesenheit erst, als sie mich grüßte und erzählte ihr, dass es ihrem Mann gut ginge, dass ich ihn gerade gebadet hätte und ich in wenigen Minuten mit der Pflege fertig wäre, dann könnte sie ungestört mit ihm sein. Frau K. blickte mich staunend an und erzählte mir, dass ihr Mann, seit er den Infarkt gehabt hatte, nicht mehr gebadet worden wäre. Da ich als Schwester ja nichts Außergewöhnliches getan hatte, vergaß ich diesen Tag mit einem meiner Patienten bald wieder. Ich vergaß auch, dass Frau K. so glücklich darüber gewesen war, dass ihr Mann bei uns zum ersten Mal wieder gebadet wurde. Das Besondere an diesem für mich so gewöhnlichen Arbeitstag erkannte ich erst lange nach dem Tod von Herrn K.

Einem Menschen, in dem dir die Liebe begegnet ist,
kannst du nicht wirklich verlieren,
auch wenn er sich wieder von dir trennen muss.
Denn er wird nicht gehen, ohne etwas von dir mitzunehmen
und etwas unsagbar Schönes in dir zurücklassen:
das stille Wissen, dass eure Seelen sich nun
so nah sind wie nie zuvor.[84]

Frau K. kam noch, lange, nachdem ihr Mann verstorben war, hin und wieder zu Besuch ins Pflegeheim oder besuchte die jährlich stattfindende Seelenmesse im Haus. Immer, wenn sie ins Heim kam und auch ich zufällig Dienst hatte, plauderten wir ein wenig, und jedes Mal erinnerte sie sich an die Zeit zurück, als ich ihren Mann gebadet hatte. Sie sagte dann immer den gleichen Satz: „Und Sie, Schwester Romy, waren die erste, die meinen Mann gebadet hat. Ich werde ihnen das nie vergessen." Als sie mich zum ersten Mal darauf ansprach, war ich ein bisschen verwundert, dass eine ganz gewöhnliche pflegerische Handlung bei einer Angehörigen einen so tiefen Eindruck hinterlassen kann. Ich dachte also darüber nach und fragte Frau K., was für sie denn so einprägsam an einem gewöhnlichen Vollbad gewesen wäre. Sie erklärte mir auf meine Frage, dass ich die erste Krankenschwester war, die sie kurz bei ihrer Arbeit beobachten konnte und dabei hätte sie erkannt, dass Pflege auch sehr liebevoll und menschlich sein kann. Sie wäre damals sehr verwundert gewesen, dass ich mir über eine Stunde Zeit für die Pflege von nur einem Patienten genommen hatte und mit ihm redete, als wäre er gesund und könnte alles verstehen.

Für die Leser muss ich hier erklärend hinzufügen, dass es in einem Hospiz durchaus nichts Außergewöhnliches ist, dass sich die Pflegenden lange Zeit für ihre Patienten nehmen können. Es gehört zur Pflegephilosophie in Hospizen, dass Pflege so lange dauert, wie es für den Patienten angenehm ist und so gestaltet wird, wie dieser es wünscht. Ich habe also nur „ganz gewöhnliche" Pflegearbeit und durchaus nichts Großartiges geleistet. Seitdem mir Frau K. zum ersten Mal erzählte, wie besonders sie diese Pflegehandlung empfunden hatte ist mir erst klar geworden, dass wir als Schwestern manchmal eine ganz andere Sichtweise von unserer Arbeit haben als Angehörige oder andere Besucher. Häufig werden ganz alltägliche Pflegehandlungen oder das Verhalten von uns Pflegenden von Angehörigen völlig anders eingestuft und beurteilt als von uns selbst.

Es ist, denke ich, sehr wichtig, dass man das als professionell Pflegende weiß. Wir werden viel öfter bei unserer Arbeit beobachtet, als uns dies im Berufsalltag bewusst ist und all unsere Handlungen und Worte werden von den Beobachtenden eingestuft und beurteilt. Da ich seit jenem Erlebnis schon viele ähnliche hatte weiß ich, dass auch dies zum ganz normalen Pflegealltag gehört.

Kommunikation und Sprachlosigkeit am Sterbebett

Kommunikation (lat. communicare – verbinden) ist das In-Verbindung-Stehen von Menschen bzw. die Verständigung untereinander durch Übermittlung von Informationen und Botschaften. Dies kann auf verbalem (sprachlicher Kommunikation) und nonverbalem (Körpersprache, Kommunikation ohne Worte) Weg geschehen.[85]

Herr M. – Spannende Geschichten aus fernen Ländern

Herr M. war knapp 56 Jahre alt, als er im Hospiz aufgenommen wurde. Er litt an einem Gehirntumor und hatte aufgrund dieser Erkrankung mit für ihn fast unerträglichen Symptomen zu kämpfen. Am schlimmsten war für ihn, dass es ihm immer öfter nicht gelang, Wörter zu sagen, die er sagen wollte. Er hatte zwar das richtige Wort im Kopf, aber er konnte es manchmal nicht aussprechen, oder aber es kam ein anderes Wort aus seinem Mund. Da Herr M. so gerne von früher erzählte, als er durch seinen Beruf in einigen exotischen Ländern gewesen war, machte es ihn je nach seiner Tagesverfassung traurig oder wütend, dass ihm das Sprechen immer öfter so große Probleme bereitete. Ich bin so manche Stunde bei ihm gesessen und habe ihm zugehört. Er konnte sehr spannend erzählen, man musste ihm nur Zeit lassen und ihm immer wieder versichern, dass es nichts ausmachte, wenn er einmal ein Wort nicht sagen konnte. Auch wenn wir nicht plauderten, betreute ich Herrn M. sehr gerne, denn ich fand ihn sehr sympathisch. Es war für Herrn M. sehr wichtig, größtmögliche Selbständigkeit zu bewahren. Er wollte so viel wie möglich ohne Hilfe machen, also unterstützten wir ihn nur, wenn er etwas allein nicht schaffte. Wir unterstützten ihn bei der Körperpflege, beim Ordnung halten in seinem Zimmer und bei den Mahlzeiten, je nachdem, wie er es wünschte. Einige Tage vor seinem Tod wurde er bettlägerig und war nun völlig auf unsere Unterstützung angewiesen. Da er uns vertraute, konnte er dies sehr gut annehmen.
Ich hatte damals, an seinem letzten Tag in diesem Leben, Tagdienst und bin immer wieder längere Zeit an seinem Bett gesessen. Herr M. lag ganz ruhig und entspannt da und er schien keine Angst zu haben.

Ich hielt lange seine Hand, und manchmal blickte er mich still an oder drückte leicht meine Hand. Kurz nachdem ich meinen Dienst beendet hatte, verstarb Herr M. Die Nachtschwester berichtete am nächsten Morgen, dass er ganz ruhig „eingeschlafen" ist.

Sieh in die kleinen Lichter,
die in das Dunkel deiner Trauer leuchten:
kleine Lichter des Glaubens
kleine Lichter der Erinnerung
kleine Lichter der Dankbarkeit ...
Ich wünsche dir, dass sie deinen Weg erhellen
und deinem Herzen Trost und Zuversicht schenken.[86]

Durch Herrn M. wurde mir bewusst, wie schlimm es für einen Menschen sein kann, wenn er nicht mehr richtig sprechen kann. Besonders er, der so gerne Geschichten aus seinem Leben erzählte, litt sehr unter dieser Begleiterscheinung seiner Erkrankung. Er konnte ganz gut damit umgehen, dass seine Arme und Beine nicht mehr richtig funktionierten, aber dass er nicht mehr richtig sprechen konnte, machte ihn manchmal sehr, sehr traurig und manchmal auch wütend. Erlebe ich so etwas als Pflegende mit, wird mir immer wieder bewusst, dass es für viele gesundheitliche Probleme (noch) keine Lösung gibt und die Medizin nicht immer Wunder vollbringen kann. Somit bleibt letztendlich für den Patienten, ebenso wie für uns Schwestern, manchmal nichts anderes übrig, als Gegebenheiten ganz einfach so zu nehmen, wie sie sind. Wir Pflegenden können nicht immer helfen, sehr oft können wir unseren Patienten nur unterstützend zur Seite stehen.

Frau S. – Das Gespräch

Frau S. war 70 Jahre alt, eine attraktive, liebenswerte, humorvolle Frau und wurde vor ihrem Tod knapp drei Monate auf unserer Station betreut. Sie litt an Darmkrebs im Endstadium – in ihrem Körper wuchsen viele Metastasen. Frau S. war dank ihrer Schmerzpumpe schmerzfrei. Sie konnte ihre Beine nicht mehr spüren, womit sie aber sehr gut zurechtkam.

Wir alle mochten Frau S. sehr gerne. Auch ich mochte Frau S. aus verschiedenen Gründen gerne. Sie war in etwa so alt wie meine eigene Mama, ihre Töchter waren ungefähr so alt wie ich. Frau S. hatte Humor, war eine Kämpferin, sie war bereit, ihre „Fehler" zu erkennen, nicht nur Gott und der Welt die Schuld für all das zu geben, was in ihrem Leben nicht so glatt gelaufen war, sie wusste genau was sie wollte und vor allem, was sie nicht wollte. All dies sind Eigenschaften, die ich sehr schätze. Wir beide, Frau S. und ich, mochten uns also gerne, respektierten uns und kamen sehr gut miteinander aus. Frau S. wusste, dass sie nicht mehr lange leben würde, war trotzdem meistens gut gelaunt und nutzte ihre verbleibende Zeit nach meiner Einschätzung sinnvoll. Sie regelte alles, was noch zu regeln war, befreite sich von „Altlasten" und genoss die Zeit, die sie noch mit ihren Angehörigen und Freunden verbringen konnte.

Wann immer es möglich war, mobilisierten wir sie und so konnte sie auch noch viel Zeit mit ihren Freunden, Kindern und Enkelkindern an schönen Herbsttagen in der Natur verbringen. Sie liebte es, im Rollstuhl durch den angrenzenden Park geschoben zu werden, lachte und plauderte gerne. Frau S. hatte ihre Tage genau so strukturiert, wie es ihr am besten gefiel. Sie schlief morgens gerne lange, zelebrierte danach förmlich das Frühstück, legte viel Wert auf eine umfassende Körperpflege, machte sich gerne hübsch, sah sich täglich ihre Lieblingssendungen im Fernsehen an, hörte Musik oder las. Sie plauderte auch gerne mit uns Schwestern. Frau S. wirkte auf mich trotz ihrer unheilbaren Erkrankung ausgeglichen und zufrieden. Ich hatte den Eindruck, dass sie sich gut auf ihren bevorstehenden Tod vorbereitet hatte. Sie schien keine Angst vor dem Sterben zu haben, zumindest zeigte sie sie nicht.

Eines Abends, ich hatte gerade erst meinen Nachtdienst begonnen, wärmte ich für sie eine Suppe, bevor ich zum ersten Mal in dieser Nacht zu ihr ging. Ich vermutete, dass sie sich darüber freuen würde, denn sie aß leidenschaftlich gerne und hatte damals auch noch meist großen Hunger. Ich klopfte an ihre Zimmertür und betrat mit der dampfenden Suppenschüssel den Raum. Vom Tagdienst wusste ich, dass es Frau S. gut ging und sie wieder einen schmerzlosen und fröhlichen Tag hinter sich hatte. Ich war also darauf eingestellt, ihr die Suppe zu servieren, wenn sie Lust hatte, ein wenig zu plaudern und

dann nach ein paar Minuten das Zimmer fürs erste wieder zu verlassen, um zu meinen anderen Patienten zu gehen. Ich stand also mit der Suppentasse vor ihrem Bett, grüßte, lächelte sie an und fragte, ob sie spezielle Wünsche hätte. Frau S., die sonst meist lächelte, wenn wir uns sahen, blickte mich aber nur ernst an, schien kurz zu überlegen und sagte dann: „Romy, ich hab solche Angst vor dem Sterben."
Ich war so überrascht und auch erschrocken, dass mir fast die Suppenschüssel aus den Händen gefallen wäre, denn darauf war ich überhaupt nicht vorbereitet. In meinem Kopf schwirrten unzählige Gedanken herum, ich fühlte mich einen Moment lang völlig überfordert. Was sollte ich jetzt tun? Ich hatte noch nicht einmal meine Abendrunde durch die Station gemacht und war auf ein solches Gespräch innerlich überhaupt nicht vorbereitet. Ich wollte Frau S. ja vorerst nur einmal etwas zu essen bringen und hatte dafür nur einige Minuten eingeplant. Und plötzlich war ich mit dieser Situation, mit diesem Satz, mit dieser Angst konfrontiert. Mein Herz begann zu hämmern und ich spürte, dieses Gespräch musste jetzt, sofort, stattfinden. Frau S. hatte noch nie ähnliches gegenüber uns Schwestern geäußert, seit sie bei uns war, und das waren inzwischen schon einige Wochen. In meinem Kopf entschied ich, dass dieses folgende Gespräch im Moment wichtiger war als alles andere. Bei der Dienstübergabe hatte ich gehört, dass es an diesem Tag keine Besonderheiten auf der Station gegeben hatte und dass es allen Patienten soweit gut ging. Außerdem ist es üblich, dass die Tagdienstschwestern immer unmittelbar vor der Dienstübergabe noch eine kurze Runde durch die ganze Station machen. Diese Stationsrunde konnte maximal eine dreiviertel Stunde zurückliegen. Die anderen Patienten mussten also auf mich warten. Außerdem waren gerade nur solche Patienten auf der Station, die problemlos läuten konnten, wenn sie etwas brauchten, also musste ich mir um niemanden Sorgen machen. Ich war bereit und entschlossen, dieses Gespräch mit Frau S. zu führen. Ich wollte mein Möglichstes tun und mein Bestes geben, auch wenn ich gar nicht so recht wusste, was ich sagen oder tun sollte. Man kann solche Gespräche leider weder in Kursen erlernen, noch vorher üben.
Ich stellte die Suppentasse ab, zog mir einen Sessel zum Bett und berührte die Hand von Frau S. Sie umschloss mit ihrer Hand die meine, sah mich traurig und wortlos an und erwartete offensichtlich, dass ich

irgendetwas sagte oder tat. Was aber sollte ich sagen? In meinem Kopf ging es drunter und drüber, ich war ziemlich aufgeregt. Erstens hatte ich noch kaum Erfahrung mit solchen Gesprächen und zweitens war mir nicht klar, warum sie gerade mich für dieses Gespräch ausgesucht hatte. War am Tag nicht der rechte Zeitpunkt gewesen? Oder wollte sie mit mir darüber sprechen? Hätte sie es auch gesagt, wenn jemand anderer Nachdienst gehabt hätte? Konnte oder wollte sie über ihre Ängste nicht mit ihren Töchtern sprechen? War heute vielleicht etwas geschehen, das diese Angst ausgelöst hatte? All dies ging mir durch den Kopf. Es blieb mir vorerst gar nichts anderes übrig als Frau S. zu sagen, dass ich eigentlich nicht so recht wusste, was ich sagen sollte, weil diese Situation für mich so überraschend war. Sie sah mir unentwegt direkt in die Augen und sagte noch immer kein Wort, was für mich nur schwer auszuhalten war. Sie wollte über ihre Angst sprechen und zwar jetzt und hier und mit mir, das war mir klar. Und ebenso klar wurde mir, dass ich offensichtlich den Anfang machen musste.

Weil mir nichts Besseres einfiel, begann ich das Gespräch mit der Frage, ob an diesem Tag etwas Besonderes geschehen wäre, das ihre Angst ausgelöst hatte. Frau S. verneinte diese Frage, aber jetzt konnte dieses für sie so wichtige und für mich so prägnante Gespräch beginnen, der Anfang war gemacht. Wir sprachen insgesamt mehr als eineinhalb Stunden miteinander. Wir sprachen über das momentane Befinden von Frau S., über ihre Krankheit, ihre Aussichten, ihre Hoffnungen und über ihre Angst, die sie bis jetzt so gut versteckt hatte. Frau S. stellte mir auch einige spirituelle Fragen, die ich nicht beantworten konnte. Es ging um den Sinn des Lebens im Allgemeinen, um den Sinn ihres Lebens, den Sinn ihrer Krankheit und ihres Sterbens und ein eventuelles „Danach". Nach einer dieser Fragen, die ich nicht beantworten konnte, senkte ich meinen Kopf und dachte nach. Ich kann mich noch sehr gut daran erinnern, dass ich diese Szene als irgendwie unwirklich empfand, so als wäre ich eine Schauspielerin in einem Film. Ich fragte mich, was ich hier eigentlich tat und ob es für Frau S. nicht weitaus geeignetere Gesprächspartner gäbe als mich. Ich denke, sie spürte meine Hilflosigkeit und dass ich nicht mehr weiter wusste. Wie oder wer sollte all diese Fragen beantworten? Ich jedenfalls konnte es nicht. Plötzlich streichelte Frau S. ganz sanft und liebevoll über meinen Kopf, so, als wäre ich ein kleines Kind, das getröstet werden musste. Erstaunt hob ich meinen Kopf und wir sahen uns wieder in die Augen. Diese mütterliche Geste meiner todkranken Patientin berührte mich tief. Es herrschte in diesem Moment eine ganz besondere Stimmung zwischen uns, die ich nicht in Worte fassen kann. Wir saßen minutenlang still da, hielten uns an den Händen und sahen uns an. Ich denke, Frau S. wusste genau, dass niemand all ihre Fragen beantworten konnte. Aber es ging auch gar nicht um Antworten, das ahnte ich plötzlich. Es ging nur darum, dass jemand bei ihr war, sich auf diese Situation einließ und sie all das sagen konnte, was für sie wichtig war. Dieser Jemand war, vielleicht ganz zufällig, ich. Frau S. hatte, denke ich, nur jemanden gebraucht, der mit ihr diese schwere Stunde, diese Situation teilte, sie mit ihr aushielt und gemeinsam mit ihr ertrug und ich war gerade da, so einfach war das.

Wir sprachen nach dieser langen Pause auch über ihren Glauben, denn ich wusste von früheren Gesprächen, dass, Frau S. seit langem aus Überzeugung konfessionslos war. Ich fragte sie, ob sie nicht gerne wieder Kirchenmitglied werden würde und ob es für sie hilfreich wäre, über all ihre spirituellen Fragen mit einem Geistlichen zu sprechen. Darüber dachte sie kurz nach, hatte aber Bedenken, dass vielleicht ein Wiedereintritt in die Kirchengemeinschaft gar nicht möglich oder sehr kompliziert und langwierig wäre. Als ich ihr versicherte, dass ich mich sofort am nächsten Tag für sie erkundigen würde und ihr anbot, ein Gespräch mit einem Seelsorger zu arrangieren, entschied sie sich, wieder der katholischen Kirche beizutreten. Nach diesem Entschluss schien Frau S. erleichtert zu sein. Sie war inzwischen auch erschöpft von diesem langen und sehr emotionalen Gespräch. Ich hatte den Eindruck, dass sie alles gesagt hatte, was sie zu sagen hatte. Wir beendeten bald dieses intensive Gespräch. Frau S. bedankte sich lächelnd bei mir, drückte noch einmal fest meine Hand und ich verließ den Raum. Danach habe ich sie während der restlichen Nacht immer tief schlafend angetroffen.

Innerhalb weniger Tage war Frau S. wieder Mitglied der katholischen Kirche und sprach öfter mit einem Seelsorger, was ihr sehr gut zu tun schien. Sie sprach meines Wissens bis zu ihrem Tod mit keiner meiner Kolleginnen mehr über ihre Angst vor dem Sterben. Auch wir beide führten kein zweites, ähnliches Gespräch. Immer wenn ich Frau S. nach unserem Gespräch pflegte oder bei ihr im Zimmer war, blickte sie mich fast verschwörerisch, aber auch sehr liebevoll an. Nur wenige Wochen danach verstarb Frau S. und sie schien mit sich und der Welt im Reinen zu sein.

> *Der Tod ist wie ein dunkles Tor;*
> *Wir gehen hindurch – und sind daheim.*[87]

Mir blieb dieses Gespräch vor allem deswegen so stark in Erinnerung, weil es eines meiner ersten und auch eines meiner intensivsten Gespräche mit einer Sterbenden über ihre Angst vor dem Sterben war. Es hat mich damals fast an meine Grenzen gebracht, diese Situation auszuhalten und nicht einfach weg zu gehen. Heute weiß ich, dass all diese Gespräche einerseits irgendwie ähnlich verlaufen, andererseits trotzdem sehr unterschiedlich sind, da sie von vielen Faktoren beeinflusst werden. Eines haben sie in der Regel gemeinsam: man kann sich als Krankenschwester nicht wirklich darauf vorbereiten und man wird häufig in den unerwartetsten Momenten damit konfrontiert, sowohl von Patienten als auch Angehörigen. Mir hat dieses Gespräch damals sehr deutlich vor Augen geführt, was es bedeutet, in einem Hospiz zu arbeiten. Man kann den Umgang mit Sterbenden und all ihren Ängsten nicht einfach irgendwo lernen. Man kann nur seinen ganzen Mut zusammennehmen und Situationen „aushalten", dadurch Erfahrungen sammeln und immer wieder bereit sein, sein Bestes zu geben.
Ich erlebe manchmal, dass Patienten „ihre Lieblingsschwester" erwählen. Sie vertrauen ihr, warten auf sie, erwarten sich von ihr Hilfe, Beistand und Unterstützung. Ebenso mögen manchmal Angehörige eine bestimmte Schwester besonders gerne und bevorzugen diese dann als Ansprechpartnerin für ihre Fragen, Sorgen und Nöte. Nach meinen Erfahrungen ist ein solches Gespräch, wie ich es mit Frau S. führte, aber durchaus nicht immer von der Anwesenheit einer bestimmten Person abhängig. Häufig ist ganz einfach der Zeitpunkt für ein solches Gespräches entscheidend, unabhängig davon, welche Schwester gerade das Gegenüber des Patienten ist. Es ist Alltag in der Pflege, dass einmal diese, und ein anderes Mal jene Schwester als Lieblings-Ansprechpartnerin von Patienten „ausgesucht" wird.   Das ist auch gut so, denn wäre eine von uns die „Lieblingsschwester" aller unserer Patienten, wäre das wohl kaum zu bewältigen.

Der 1921 in Österreich geborene Kommunikationswissenschaftler, Psychotherapeut, Psychoanalytiker, Soziologe, Philosoph und Autor Paul Watzlawick folgerte aufgrund seiner Forschungen: *Man kann nicht nicht kommunizieren.* Dieser Erkenntnis schließe ich mich an. Auch wenn ein Patient nicht sprechen möchte oder Worte nicht mehr möglich sind, kann er uns viel über sein Befinden mitteilen – durch Mimik, Gestik und Körpersprache. Diese nonverbale Art der Kommunikation hat besonders im Bereich der Pflege und Sterbebegleitung große Bedeutung. Wie sonst könnten wir – ohne Worte! – Wohlbefinden, Schmerzen, Unbehagen, Abwehr, das Bedürfnis nach Ruhe, Angst oder andere Gefühle erkennen?

Frau L. – Die Sprache des Herzens

Vor zwei Tagen verstarb Frau L. auf unserer Station. Sie war knapp über acht Wochen bei uns gewesen, bevor sie ihren teilweise verbissenen Kampf gegen den Brustkrebs in ihrem siebzigsten Lebensjahr verlor.
Ich kann mich noch gut an den Tag erinnern, als ich Frau L. kennenlernte. Die Kollegin vom Nachtdienst übergab alle notwendigen Informationen, und ich dachte beim Zuhören als erstes bei mir: „Oh nein, nicht schon wieder, ich will das nicht." Frau L. war, genauso wie ihr Ehemann, taubstumm. Für mich persönlich stellt die Pflege all jener Patienten, die nicht sprechen können, eine sehr große Herausforderung dar, deswegen mein gedankliches „oh nein". Ich hatte inzwischen schon oft Menschen betreut, die aus verschiedenen Gründen nicht sprechen konnten. Meist waren es beatmete Patienten gewesen, die sich wegen ihrer Trachealkanülen gar nicht oder kaum verbal mitteilen konnten. Manchmal waren es Patienten mit verschiedenen Arten von Lähmungen oder bestimmten Nervenerkrankungen gewesen. Wir hatten auch schon vollständig gelähmte, beatmete Patienten betreut. Für mich als Schwester sind das immer sehr fordernde Situationen, denn es ist nicht einfach, neben einem Patienten zu stehen, der etwas sagen will und man kann ihn manchmal kaum oder gar nicht verstehen. Passiert das, reagieren Patienten unterschiedlich. Manche werden wütend, weil man sie nicht versteht, andere reagieren traurig, wieder andere frustriert. Als Pflegende fühle ich mich in derartigen Situationen

manchmal ganz schön überfordert, manchmal auch wütend über mein scheinbares Unvermögen und manchmal frustriert, genauso wie die Patienten selbst. Es ist nach meinem Empfinden auf jeden Fall wesentlich einfacher, jemanden zu pflegen mit dem man sich verbal verständigen kann.

Jetzt war es also wieder einmal soweit. Ich sollte eine Patientin betreuen, die nicht sprechen konnte. Allerdings konnte Frau L. von den Lippen ablesen, ebenso wie ihr Mann. Mit ihm verständigte sie sich per Zeichensprache. Außerdem war sie in der Lage, ihre Wünsche für uns aufzuschreiben. Jedenfalls würde es die Pflege erleichtern, wenn die beiden von den Lippen ablesen konnten, dachte ich bei mir, als Trost sozusagen. Kurz darauf war es soweit. Ich ging zum ersten Mal – ein bisschen aufgeregt muss ich gestehen – in das Zimmer von Frau L., um mich vorzustellen und meine Arbeit zu tun. Ich lernte also an diesem Tag unsere taubstumme Patientin und ihren Mann kennen, beide überaus liebenswerte und auf Anhieb sympathische Menschen, die ich sehr rasch in mein Herz schloss. Wir, das nette Ehepaar und ich, entwickelten unsere ganz persönliche Form der Kommunikation, die eine Mischung aus verschiedenen immer wieder angewendeten Zeichen, Bewegungen und dem Ablesen der Wörter von meinen Lippen war. Manchmal bat ich Frau L., mir ihre Wünsche aufzuschreiben. Ich gewöhnte mich rasch an diese Situation und pflegte Frau L. gerne. Ich mochte sie und ihren Mann sehr, genauso wie meine Kolleginnen. Wir alle, meine Kolleginnen und ich, gaben uns viel Mühe und ermöglichten Frau L. das Erleben vieler inniger Stunden mit ihrem Mann, ihren Verwandten und Freunden. An schönen Tagen, wenn es ihr gut ging, brachten wir sie in den Garten, wo sie das Tageslicht, die Sonne, die frische Luft und die vielen blühenden Pflanzen mit all den herrlichen Gerüchen genießen konnte.

In ihren ersten Wochen bei uns war der körperliche Zustand von Frau L. recht stabil. Sie litt manchmal an Übelkeit und an Schmerzen in ihren Beinen. Beides konnten wir mit den entsprechenden Medikamenten und Lagerungen gut in den Griff bekommen. Etwa zwei Wochen vor ihrem Versterben verschlechterte sich allerdings ihr Zustand von Tag zu Tag. Sie hörte auf zu essen und nahm auch kaum noch Flüssigkeit zu sich. Wir ernährten sie intravenös, und die Medikamente wurden täglich ihrem Zustand und den Symptomen angepasst.

Frau L's. Nieren funktionierten nicht mehr richtig, ebenso ihre Verdauungsorgane. Manchmal hatte sie Schmerzen im ganzen Körper, manchmal quälten sie heftige Übelkeit und Brechreiz und manchmal hatte sie Blasenkrämpfe oder Bauchschmerzen. Der Lymphfluss an ihren Beinen funktionierte schon lange nicht mehr richtig, deswegen hatte sie öfter Nervenschmerzen in ihren Beinen. Unsere Ärztin reagierte auf alle Beschwerden sofort, und wir Schwestern taten unser Möglichstes, Frau L. durch Lagerungen und Massagen das Liegen so angenehm wie möglich zu machen. Wir setzten ätherische Öle ein und machten ihr mehrmals täglich Bauch- und Fußmassagen, die sie immer sehr genoss. Ich mochte es sehr, die Aromamassagen bei Frau L. durchzuführen. Dabei beobachtete ich immer ihre Atmung und ihren Gesichtsausdruck. Sie genoss besonders die Bauchmassagen so sehr, dass sie häufig binnen Sekunden sichtlich entspannen konnte. Ich konnte immer wieder beobachten, wie sich ihre Gesichtszüge während der Massagen entkrampften und sie ganz ruhig und gleichmäßig zu atmen begann. Manchmal nahm sie nach einer Massage meine Hände in ihre, drückte sie und sah mich liebevoll und dankbar an. Zwischen uns herrschte eine Art stumme Einigkeit. Wir mussten nicht immer miteinander sprechen, um uns etwas mitzuteilen. So erlebten wir manche, zwar kurze aber doch sehr intensive und berührende, stille Momente miteinander. Je mehr der Körper von Frau L. seine Funktionen einstellte, desto schlechter wurde auch ihr psychisches Befinden. Manchmal war sie wütend, manchmal sehr traurig, weil sie bald sterben musste. Immer öfter äußerte sie Angst vor dem Sterben und zunehmend wurde ihr Verhalten eine Mischung aus Rückzug, Depression und Aggression. Sie wollte jetzt oft nur ihre Ruhe haben, worunter ihr Ehemann sehr litt. Oft weinte er still vor sich hin. Manchmal nahm ich diesen großen, starken Mann einfach in meine Arme um ihn zu trösten. Er war sehr verzweifelt und wollte es nicht wahrhaben, dass seine Frau bald nicht mehr bei ihm sein würde.

In ihren letzten Lebenstagen wurde die Kommunikation mit unserer Patientin zunehmend schwierig. Sie war manchmal verwirrt, konnte immer öfter nicht mehr von den Lippen ablesen und das Schreiben klappte auch nicht mehr so richtig. Meist kritzelte sie nur noch seltsame Zeichen aufs Papier. Selbst ihr Ehemann verstand jetzt häufig nicht mehr, was uns seine Frau mitteilen wollte. Das Schlimmste für ihn war allerdings, dass ihn seine Frau in den letzten Tagen immer wieder zurückwies, manchmal sogar auf eine so heftige Art, dass er dieser Situation völlig hilflos und unsagbar traurig gegenüberstand. Ich habe solche Situationen manchmal miterlebt. Herr L. wollte seine Frau berühren, z. B. um sie bequemer zu lagern, und sie stieß seine Hände von sich weg, während sie ihn zornig anstarrte. Von uns Schwestern ließ sie sich das Umlagern aber gefallen. Das verletzte Herrn L. ganz offensichtlich sehr. Wir trösteten ihn, so gut wir es konnten.

Einen Tag vor dem Tod von Frau L. hatte ich Tagdienst. Sie war an diesem Tag die meiste Zeit müde und schlief daher viel. Wenn sie wach wurde, schwankten ihre Stimmungen und Emotionen zwischen Angst, Traurigkeit und Wut. Immer wieder stieß sie ihren verzweifelten Mann zurück. Gott sei Dank hatte sie dank der Medikamente keine körperlichen Schmerzen. Am frühen Nachmittag brachte ich sie mit ihrem Einverständnis, in ihrem Bett liegend, in den Garten. Es war ein wunderbar sonniger und warmer Tag. Die Vögel zwitscherten fröhlich und der Duft vieler in voller Blüte stehender Pflanzen durchzog die Luft. Ich hoffte, dass sich meine Patientin in der Natur wohler fühlen würde als in ihrem Zimmer, wo sie seit einigen Tagen immer wieder von einem „Geist" neben ihrem Bett sprach. Nachdem wir einen schönen Platz im Garten gefunden hatten, setzte sich ihr Mann auf die eine Seite des Bettes und ich mich an die andere. So gut es ging, sprachen wir miteinander. Wir sprachen über die Angst von Frau L., über ihr bevorstehendes Sterben, ihre bereits verstorbenen Angehörigen und darüber wie es wohl sein könnte, tot zu sein. Wir sprachen über Gott, den Himmel und Engel, die uns beschützten. Nach eineinhalb Stunden schlief Frau L. ein, und ich ging auf die Station, um dort meine Kollegin bei der Arbeit zu unterstützen, sah aber immer wieder hinaus, ob es Frau L. auch an nichts fehlte. Sie schlief bis zum frühen Abend, ich traf sie erst gegen 18.00 Uhr wieder wach an. Inzwischen saß neben ihrem Mann auch dessen Schwester an ihrem Bett. Frau L. wirkte wieder sehr aufgeregt, unruhig und ängstlich. Sie wollte mir unbedingt etwas sagen, ich konnte sie aber kaum verstehen. Ihre Schwägerin dolmetschte und so konnten wir uns ganz gut verständigen. Frau L. beschäftigte sich in Gedanken nur noch mit ihrem bevorstehenden Tod und wollte von mir wissen, wann es denn nun soweit sein würde. Sie wollte nicht mehr warten. Ihre Schwägerin übersetzte auch, dass ich nicht mehr arbeiten gehen dürfte, denn Frau L. hätte Angst, wenn ich nicht bei ihr war. Plötzlich streckte Freu L. beide Arme nach oben, umarmte mich und zog meinen Oberkörper kraftvoll ganz nah an ihren Körper und schmiegte ihren Kopf an meinen. Ich war verwundert, dass sie noch so viel Kraft aufbringen konnte. Sie streichelte mein Gesicht und meine Haare und küsste mich auf die Wange. Wie seltsam, dachte ich bei mir. Frau L. ließ eigentlich außer ihrem Mann niemals jemanden von uns körperlich so nahe an sich heran. Das einzige was sie sonst akzeptieren und annehmen konnte, waren die üblichen Pflegehandlungen, die Massagen, ein sanftes Streicheln über ihre Stirn oder ein kurzes Halten an den Händen. Offensichtlich war Frau L. ganz aufgewühlt, übermannt von Gefühlen. Ich fühlte mich fast ein bisschen hilflos, war aber auch sehr berührt von der Situation. Ich erklärte Frau L., dass mein Dienst bald zu Ende sein würde und ich sie jetzt in ihr Zimmer bringen wolle. Sie war damit einverstanden, also fuhren wir mit dem Bett durch den Garten, zurück in das Zimmer von Frau L. Ich lagerte sie, massierte ihre Füße und ihren Bauch und dachte bei mir, dass sie wohl in dieser Nacht sterben würde, obwohl ich schon seit Tagen das Gefühl hatte, dass sie in meiner Anwesenheit versterben würde. Vielleicht war die innige Umarmung vorhin ja unser Abschied gewesen, und ich hatte mich mit meiner Vorahnung geirrt, wer weiß. Als ich die Pflege beendet hatte verabschiedete ich mich von meiner Patientin, ihrem Mann und dessen Schwester. Ich dachte, dass ich Frau L. wohl am nächsten Tag, da würde ich in den Nachtdienst kommen, nicht mehr sehen würde. Frau L. war schon so schwach und sie wollte nicht mehr leben. Dieser Gedanke machte mich fast ein wenig traurig. Ich wusste jetzt schon, dass ich Frau L. vermissen würde, ebenso wie ihren Mann.

Als ich am nächsten Abend in den Dienst kam, lebte Frau L. noch. Sie schlief tief und fest und wurde nicht einmal wach, wenn ich ihr ihre Medikamente verabreichte. Ihr inzwischen so magerer und ausgezehrter Körper lag ganz ruhig da. Das kleine, zarte Gesicht wirkte aber irgendwie angespannt, trotz des scheinbar tiefen Schlafes. Ihre Atmung war tief und regelmäßig. Ich wusste, dass ich nie wieder ihr liebes Lächeln sehen würde. Ich erledigte alle Arbeiten auf der Station und sah zwischendurch immer wieder in das Zimmer von Frau L. Die Tür ließ ich offen, so konnte ich ihre gleichmäßigen Atemzüge hören. Um halb

drei Uhr morgens hielt ich mich im Raucherraum auf. Ich rauchte eine Zigarette und schrieb dabei sehr konzentriert eine Textpassage aus einem Buch ab. Plötzlich, ohne auch nur darüber nachzudenken, legte ich mitten im Wort meinen Kugelschreiber ab und dämpfte meine Zigarette aus. Das geschah wie eine Art Reflex, ohne dass ich es so wollte. Ich ging zielstrebig in das Zimmer von Frau L., obwohl dazu eigentlich kein Anlass bestand. Schließlich hatte ich gerade erst vor einer knappen halben Stunde meine letzte Runde durch die Station gemacht. Alle Patienten schliefen und ich konnte die regelmäßigen Atemzüge meiner sterbenden Patientin hören, während ich mich im Raucherraum aufhielt. Was tat ich also hier, fragte ich mich. Ich betrat das Krankenzimmer und ging zum Bett von Frau L. Sie lag nach wie vor regungslos da, scheinbar hatte sich nichts verändert. Trotzdem war irgendetwas anders als in den Stunden zuvor, auch wenn ich es nicht benennen konnte. Als ich in das Gesicht meiner Patientin sah wusste ich plötzlich, dass sie gleich sterben würde. Ich setzte mich an ihre rechte Seite, streichelte über ihren Kopf und hielt ihre Rechte in der meinen. Ich bat, wie schon so oft zuvor, in meinen Gedanken Gott um seine Hilfe. Er sollte meiner Patientin und mir in den nächsten Minuten beistehen. Frau L.'s Atmung begann sich zu verändern. Einige Minuten später hörte sie ganz einfach auf zu atmen. Nun war „es" also geschehen, ganz ruhig und friedlich. Ich konnte noch immer nicht verstehen, warum ich an ihrer Seite war. Hatte sie mich zu sich „gerufen"? Ich werde wohl nie begreifen, was genau in solchen Momenten geschieht. Ich empfand die Situation als irgendwie unwirklich, aber nicht beängstigend. Ich war nur erstaunt, dass ich gerade dieses Sterben miterlebt hatte. Da ich Frau L. sehr gern mochte, war ich einerseits sehr dankbar, dass sie nun endlich ihren Kampf beendet hatte und andererseits auch sehr traurig über diesen Verlust. Auch wenn dies nicht sehr professionell ist, musste ich sogar ein bisschen weinen. Nun war die gestrige Umarmung also doch Teil unseres Abschiedes gewesen, denn heute hatte ich sie ja nur noch schlafend angetroffen. Ich dachte über unser gestern stattgefundenes, langes und sehr emotionales Gespräch nach und war sehr dankbar, dass ich Frau L. kennenlernen und betreuen durfte. Sie war eine wunderbare Frau gewesen.
Als ich mich wieder gefasst hatte, stand ich auf und öffnete das Fenster. Frau L.'s Seele sollte nun endlich „heimkehren" dürfen. Ich wusste

tief in mir, jetzt ging es ihr gut, sie war unterwegs ins Licht. So wie ich es immer tue, lagerte ich den Körper der gerade Verstorbenen ein letztes Mal, wusch ihr Gesicht und kämmte ihre Haare. Ich ging hinaus in den Garten und schnitt eine weiße, duftende Blüte von einer Pflanze ab, die ich in die gefalteten Hände von Frau L. legte. Dann richtete ich den Raum für die vielleicht bald eintreffenden Verwandten her und bereitete mich dabei innerlich auf jenes vor, was ich so ungern tat und trotzdem als Nächstes tun musste. Mein nächster Weg würde mich ins Schwesternzimmer führen, denn ich musste die Angehörigen vom Ableben der Patientin unterrichten. Mein Gott, wie sehr hasse ich es, dies immer wieder tun zu müssen.

Du möchtest nein sagen,
wenn der Mensch dich verlassen muss
dem dein ganzes Herz gehört.
Nein, bitte nicht.
Du möchtest sagen,
bleib doch, ich liebe dich.
Er braucht aber dein Ja,
um gehen zu können,
um in die Geborgenheit zu finden,
nach der seine Seele sich sehnt.[88]

Die vorangegangenen Zeilen habe ich einen Tag nach dem Versterben von Frau L. geschrieben. Wenn ich morgen in den Dienst gehe, wird das Zimmer von Frau L. leer sein, bereit für den nächsten Patienten, den wir bestimmt bald aufnehmen werden. So ist das in einem Hospiz. Man lernt Menschen kennen, pflegt und betreut sie, manchmal schließt man sie auch in sein Herz und muss sie trotzdem gehen lassen. Ich werde Frau L. und auch ihren Mann bestimmt nicht vergessen.
Gestern hatte ich wieder Tagdienst. Frau L. war nun vor etwas mehr als einer Woche verstorben und in „ihrem" Zimmer lag bereits eine andere, schwerkranke Patientin. Ich hatte von meinen Kolleginnen gehört, dass bereits einen Tag nach dem Ableben von Frau L. das Begräbnis stattgefunden hatte. Nach dem Begräbnis hatte die Schwester von Herrn L. auf der Station angerufen und mitgeteilt, dass es ihrem Bruder sehr schlecht gehen würde und er gerne am Tag nach dem Begräb-

nis zu uns auf die Station kommen möchte. Sie meinte, das wäre günstig, denn da wäre ich auch im Dienst. Ich wartete an diesem Tag auf sein Eintreffen und überlegte, wie diese Begegnung wohl verlaufen würde. Wäre ich in der Lage, ihn ein wenig zu trösten? Konnte ich das? Ich musste die Situation wohl einfach auf mich zukommen lassen. Hoffentlich würden mir die richtigen Worte einfallen. Herr L. kam aber an diesem Tag doch nicht. Bestimmt ging es ihm einfach nicht gut genug, um mich zu besuchen, dachte ich.

In meinem gestrigen Tagdienst also, als ich nachmittags wieder einmal über den Gang zu einer Patientin gehen wollte, standen ganz plötzlich und unerwartet Herr L. und seine Schwester vor mir. Ich war darauf überhaupt nicht vorbereitet und wusste im ersten Moment gar nicht, was ich sagen sollte. Ich begrüßte die beiden, wir sprachen einige Worte, dann fiel mir Herr L. ganz einfach um den Hals. Diese Geste war so spontan, so liebevoll und kam so von Herzen, dass ich ganz gerührt einfach nur dastand und es geschehen ließ. Was hätte ich in diesem Moment auch sagen sollen? Herr L. drückte meinen Körper liebevoll an seinen, streichelte über meinen Rücken und meinen Kopf, war offensichtlich ganz gerührt und voller Gefühle, die einfach aus ihm heraus wollten. Nach dieser langen Umarmung stand er ganz dicht vor mir und strahlte mich regelrecht an. Sein Lächeln wirkte auf mich so, als würde die Sonne in seinem Gesicht strahlen. Ich schaute in dieses so liebevolle Lächeln und wusste, dass ich meine Arbeit gut und richtig gemacht hatte. Wir unterhielten uns noch ein wenig und ich fragte die beiden, ob sie nicht gerne einen Kaffee mit mir trinken möchten, aber sie wollten gleich wieder gehen. Die Schwester von Herrn L. erzählte mir noch, wie schwer es für ihren Bruder gewesen war, dass die Beerdigung seiner Frau gleich einen Tag nach ihrem Versterben stattfinden musste. Dies hatte mit den Enkelkindern zu tun, die ihren lange gebuchten Urlaub antreten wollten, den sie so kurzfristig nicht mehr verschieben konnten. Das verärgerte Herrn L. und tat ihm wohl auch sehr weh. Als seine Schwester das sagte, machte Herr L. in seiner Wut eine verächtliche, wegwerfende Bewegung mit einer seiner Hände. Ich nahm diese Hand und legte sie auf sein Herz. Ich sagte ihm, dass es im Grunde ganz egal wäre, an welchem Tag das Begräbnis stattgefunden hat, denn seine Frau lebt immer hier, in seinem Herzen, ganz egal, wo ihr Körper auch ist. Dann sprach die

Schwester von Herrn L. noch vom letzten Lebenstag ihrer Schwägerin, von dem Nachmittag im Garten. Herr L. sagte, auch er würde diese letzten Stunden mit seiner geliebten Frau niemals vergessen, ebenso wenig wie das lange Gespräch zwischen mir und seiner Frau. Am meisten würde ihm wohl die spontane Umarmung in Erinnerung bleiben, so meinte er. Er versicherte mir auch noch einmal, wie sehr er unsere vielen gemeinsamen Stunden, vor allem während der Pflegetätigkeiten, genossen hatte. Diese hatten immer in einem sehr liebevollen Rahmen stattgefunden, voller Ruhe und ganz entspannt, häufig auch in recht fröhlicher Stimmung. Er sagte mir, dass er dankbar für die vielen fröhlichen Stunden war, ebenso wie für die ruhigen, ernsten. Ich nahm den Dank ganz gerührt entgegen, wir umarmten uns noch einmal, dann verließen die beiden die Station.

Solche Erlebnisse, die immer wieder in ähnlicher Form geschehen, berühren mich jedes Mal sehr. Sie zeigen mir immer erneut, wie wichtig und sinnvoll diese Arbeit ist, die ich tue, so wie viele andere auch. Die aufrichtige Dankbarkeit der Angehörigen nehme ich als Krankenschwester und auch als Mensch wie ein wertvolles Geschenk an.

Nach Watzlawick hat jedes menschliche Verhalten Mitteilungscharakter. Auch dann, wenn sich ein Mensch von anderen Menschen zurückzieht und still in einer Ecke sitzt, teilt er durch dieses Verhalten den anderen Menschen etwas mit, z. B. dass er in Ruhe gelassen werden möchte. Kommunikation besteht dementsprechend nicht nur aus Worten und Sprachverhalten, sondern aus jedem Verhalten. Daraus folgt er, dass „man nicht nicht kommunizieren kann". Verhalten und Kommunikation sind nach Watzlawick nur theoretisch, aber nicht praktisch trennbar.[89]

Ohne Kommunikation ist Leben und Arbeiten nicht möglich. Wir kommunizieren, solange wir leben, ob wir uns dessen nun bewusst sind oder auch nicht. Kommunikation am Sterbebett erfordert nicht nur Offenheit, Ehrlichkeit, Erfahrung und Einfühlungsvermögen, sondern auch Mut. Mut, über all das zu reden, worüber der Sterbende sprechen möchte und auch Mut, gemeinsam zu schweigen. In Seminaren können zu diesem speziellen und sehr sensiblen Bereich der Kommunikation theoretische Grundlagen vermittelt und verschiedene praktische Übungen durchgeführt werden. In der Praxis gilt es dann, die theoretischen Kenntnisse umzusetzen und Erfahrungen zu sammeln. Die Begleitung Sterbender und ihrer Angehöriger erfordert erfahrungsgemäß zu manchen Zeiten unglaublich viele Worte, oft auch „nur" Zuhören und manchmal gemeinsames Schweigen, welches nicht immer leicht zu ertragen ist. Diese Form der Kommunikation will geübt werden. Dieses Lernen erfolgt durch Aufmerksamkeit, Interesse, Anleitung von Kollegen, Zuhören und Fühlen.

Fehler in der Gesprächsführung, die vermieden werden sollen:
Leugnen: „Das bilden Sie sich doch nur ein, natürlich werden Sie wieder gesund"
Fatalisieren: „Nun ja, wir müssen ja alle mal sterben"
Ausweichen: „Also, Ihr Quickwert ist jetzt wieder ganz ausgezeichnet"[90]

Der beste Weg für mich, um im Bereich der Kommunikation dazuzulernen, ist neben dem Besuch von Kommunikationsseminaren mein Team, denn ich habe das große Glück, mit wunderbaren Menschen zusammenzuarbeiten. Es ist fast unglaublich, was ich alles von meinen Kolleginnen und von unserer Ärztin – allein nur durch Zuhören – lernen kann. Ich höre also, wenn eine meiner Kolleginnen von einer Begegnung mit einem Patienten, einem Angehörigen oder einer speziellen Situation im Berufsalltag erzählt, aufmerksam zu. Da meine Kolleginnen sehr unterschiedliche Charaktere und Lebenserfahrungen haben, haben sie auch ganz unterschiedliche Bewältigungsstrategien und unterschiedliche Möglichkeiten, sich auszudrücken. Für mich als Zuhörerin ist das immer wieder spannend und interessant, manchmal sogar faszinierend. Wie reagieren sie in bestimmten Situationen? Was tun sie? Wie tun sie es? Was sagen sie? Wie formulieren sie? Wann ziehen sie es vor, nichts zu sagen? Besonders gerne sitze ich mit unserer Ärztin bei Patienten, um ein Gespräch zu verfolgen. Diese engagierte, sanfte und sensible Frau überrascht mich immer wieder, obwohl wir nun schon seit fast 15 Jahren zusammenarbeiten, denn sie hat eine Gabe für gelungene Kommunikation, die durchaus nicht alle Ärzte haben. Sie findet selbst in den schwierigsten Gesprächen fast immer die richtigen Worte um zu erklären, zu trösten oder Angst zu lindern. Sie schafft das, ohne auszuweichen, ohne unehrlich zu sein, ohne Hoffnung zu zerstören oder zu bagatellisieren.

Hat man als Krankenschwester die Möglichkeit, bei Gesprächen zwischen Patienten oder Angehörigen und anderen Pflegepersonen, Therapeuten oder Ärzten anwesend zu sein, so sollte man diese wertvollen Gelegenheiten unbedingt nutzen, um aus ihnen zu lernen. Man kann bei solchen Gesprächen auf die Wortwahl, bestimmte Formulierungen und wohlüberlegte Pausen achten, beobachten, ob, wann und wie Körperkontakt hergestellt wird, die Mimik und Gestik beider Parteien beobachten und so Erfahrungen sammeln. Diese Art, etwas über Kommunikation zu lernen, zeigt die Vielfältigkeit der Möglichkeiten auf, ist unglaublich interessant und kann durch keinen theoretischen Unterricht ersetzt werden.

Aus meinem persönlichen Erfahrungsschatz kann ich berichten, dass ich trotz langer Berufserfahrung immer wieder Situationen in meinem Berufsalltag erlebe, die mich im wahrsten Sinn des Wortes sprachlos machen. Manchmal machen mich meine Patienten sprachlos und manchmal ihre Angehörigen. Wie gut, dass es nicht immer Worte braucht, sondern manchmal ausreicht, zu schweigen.

Stimmungen, Gefühle und Empfindungen

Im Hospiz empfinde ich es so, dass in jedem Raum, in dem sich ein sterbender Mensch aufhält, eine besondere Stimmung wahrzunehmen ist. Manchmal, wenn ich das Zimmer eines Sterbenden betrete, empfinde ich die vorherrschende Atmosphäre als hell, warm, angenehm, freundlich, still oder friedlich. In manchen Krankenzimmern herrscht eine fast neutrale Stimmung und in manchen Zimmern kann eine als dunkel, kühl oder eher gedrückt wahrgenommene Stimmung dominieren. Manchmal empfinde ich beim Betreten solcher Räume ein Gefühl, als würde ich in eine dunkle, beängstigende Wolke hineingehen. Diese beschriebenen Empfindungen sind subjektive Wahrnehmungen und stehen in einem engen Zusammenhang mit der Beziehung, die man zu den Patienten hat und dem eigenen Befinden. Wenn wir im Team über solche Gefühle sprechen, stellen wir aber immer wieder fest, dass wir sie häufig sehr ähnlich wahrnehmen.

Herrscht in einem Patientenzimmer eine als sehr dunkel und bedrückend empfundene Stimmung, ist es für uns Schwestern manchmal gar nicht einfach, pflegerische Handlungen durchzuführen oder den Kranken still zu begleiten. Wohl jede Person, die schon über längere Zeit professionell pflegt, hatte schon mindestens einmal eine beunruhigende, beängstigende oder vielleicht sogar erschreckende Situation mit Patienten auszuhalten und durchzustehen. Ich kenne keine einzige Pflegeperson, die nicht von mindestens einem Erlebnis berichten kann, welches ihr Angst machte, sich nicht vernünftig erklären ließ oder ihr ganz einfach unheimlich war.

Auf meiner Station arbeiten wir im Tagdienst immer zu dritt, nachts sind wir zu zweit im Dienst. Das gibt jeder Schwester die Möglichkeit, bestimmte Tätigkeiten, zu deren Durchführung sie sich gerade nicht in der Lage sieht, an eine Kollegin abzugeben. Das klappt in unserem Team immer ganz prima.

Sitzt man am Bett eines Sterbenden, kann man dabei alle möglichen Gefühle empfinden: Stille, innere Ruhe, ein wunderbares Gefühl des Friedens, das Gefühl, dass alles gut und richtig ist, so wie es ist, aber in manchen Fällen auch leichte Unruhe bis hin zu einem Unbehagen, das man nicht in Worte fassen kann. Manchmal, wenn ich am Bett eines Sterbenden sitze, höre, sehe, rieche oder spüre ich Dinge, von denen ich gleichzeitig zu wissen glaube, dass sie eigentlich gar nicht da sind bzw. da sein dürften oder sollten. Ich nehme manchmal aus den Augenwinkeln flüchtige, huschende Schatten oder auffallende Lichtreflexionen wahr, höre Musik, obwohl kein Radio läuft, und ich kenne das Gefühl, mit einem Patienten plötzlich nicht mehr alleine zu sein, inzwischen schon sehr gut. Manchmal überläuft mich eine Gänsehaut, ohne dass ich friere, und manchmal muss ich mich umdrehen, um nachzusehen, ob hinter mir auch bestimmt nichts oder niemand ist. Während mancher Sterbebegleitungen hatte ich sogar das Gefühl, den Raum sofort verlassen zu müssen, weil mir so unheimlich zumute war, oder ich fast schon Angst hatte.

Frau F. – Sie wollte nur „Leben, Leben, Leben"

Frau F. hat gerade einen massiven Schmerzdurchbruch. Es ist der erste, seit sie bei uns im Hospiz ist. Ihre Gesichtszüge verzerren sich, ihr ganzer Körper überzieht sich in Sekundenschnelle mit klebrigem Schweiß, sie atmet in kurzen, hektischen Zügen, sie drückt ihre Hände fest auf ihren schmerzenden Bauch und beginnt bei jedem Ausatmen laut zu stöhnen. In Windeseile gebe ich ihr alle Medikamente, die für so einen Notfall vorgesehen sind, aber leider wirken sie nicht ausreichend. Ich eile ins Schwesternzimmer und rufe unsere Ärztin an. Wenige Minuten später trifft sie auf der Station ein. Ich ziehe die angeordneten Medikamente auf und die Ärztin verabreicht sie intravenös. Bald darauf setzt die Wirkung ein, und Frau F. beginnt zu entspannen. Ihre Gesichtszüge werden wieder weich, die Atmung normalisiert sich und ihre Hände liegen jetzt neben ihrem Körper.
Wir sitzen beide am Bett der Patientin, unsere Frau Doktor an der einen Bettseite, ich an der anderen. Eine knappe Stunde später schläft Frau F. ein, und bald darauf, kurz nach 22 Uhr, verlässt die Ärztin die Station wieder. Sollte sich der Zustand unserer Patientin verschlechtern, würde die Ärztin, die jetzt eigentlich frei hat, sofort wieder auf die Station kommen. Sie sagt mir, dass sie nicht will, dass ich eine solche Situation allein durchstehen muss. Dieser Gedanke beruhigt mich, und ich bin wieder einmal sehr dankbar für das Feingefühl und das Verständnis, das uns Schwestern immer wieder von unserer Ärztin entgegengebracht wird. In dieser Nacht brauche ich keine ärztliche Unterstützung mehr, denn Frau F. schläft durch, bis mein Dienst zu Ende ist. In dieser Nacht bleiben der sterbenden Frau weitere Schmerzen erspart.
Rund eineinhalb Wochen später: Es ist Mittwoch früh, ich habe Hauptdienst und betrete gegen acht Uhr morgens zum ersten Mal an diesem Tag das Zimmer von Frau F., um ihr die Morgenmedikamente zu geben. Ich sehe ihr zartes, fast durchscheinend und irgendwie kindlich wirkendes Gesicht mit den geschlossenen Augen und weiß in diesem Moment, dass sie heute sterben wird. Irgendwie erleichtert mich dieser Gedanke, denn Frau F. kämpft innerlich seit Wochen wie eine Löwin gegen ihren bevorstehenden Tod. Bis heute ist es ihr nicht gelungen zu akzeptieren, dass sie todkrank ist. Sie

möchte so gerne gesund sein, nach Hause gehen und leben, das hat sie immer wieder gesagt. Einmal sagte sie zu mir: „Leben, leben, leben – ich will nichts als leben!"

Neben dem Bett von Frau F. ist an einem Infusionsständer ein Perfusor befestigt und tut leise und zuverlässig seinen Dienst. Er pumpt das vorgeschriebene Schmerzmedikament über einen zentralvenösen Zugang genau in der richtigen Dosierung direkt in den Blutkreislauf der Patientin. Welch segensreiche Erfindung, denke ich. Ich grüße Frau F. leise und berühre dabei ganz leicht ihren rechten Handrücken, aber ihr fehlt die Kraft zum Antworten. Sie legt aber ihre linke Hand auf meine und drückt sie leicht. Da Frau F. unbequem zu liegen scheint, lagere ich ihren mageren Körper um und gebe ihr dann über den 3-Weg-Hahn alle ärztlich verordneten Medikamente. Gerade als ich damit fertig bin, betritt unsere Ärztin das Zimmer. Wir sehen uns an, dann verlassen wir gemeinsam den Raum, um zu besprechen, was wir für Frau F. tun können. Danach bespreche ich mit meiner Kollegin den weiteren Tagessablauf auf der Station, denn ich möchte mich heute hauptsächlich um die sterbende Frau F. kümmern. Kurz nach halb neun sitze ich an ihrem Bett. Ich frage sie, ob sie das auch so möchte und sie nickt schwach mit dem Kopf, danach schließt sie wieder die Augen. Stunde um Stunde, nur unterbrochen von kurzen Rundgängen über die Station, sitze ich am Bett der Sterbenden und beobachte ihren letzten, fast stummen Kampf. Frau F. wünscht sich, dass ich meine Hand auf ihren Bauch lege, ihre beiden Hände liegen meist über der meinen und streicheln manchmal ganz zart über meine Finger.

Als es Frau F. noch besser ging, liebte sie wie viele unserer Patienten, sanfte Bauchmassagen mit ätherischen Ölen. Heute massiere ich ihren Bauch nur ganz kurz, dann lasse ich meine rechte Hand nur ruhig auf ihrem Bauch liegen, damit Frau F. auch jederzeit die Möglichkeit hat, meine Hand weg zu schieben, falls sie sie doch als störend oder unangenehm empfinden sollte. Ich versuche, mit meiner Hand keinen festen Druck auf den Bauch der kranken Frau auszuüben, sie soll nur spüren, dass ich da bin.

Im Zimmer ist es ruhig und friedlich, nur ganz leise läuft eine Entspannungs-CD mit wunderbaren Melodien. Es ist angenehm warm im Raum, irgendwie fast kuschelig. Auf dem Kästchen neben dem

Fenster steht die eingeschaltete Rosenquarzleuchte und verbreitet einen rosafarbenen Schimmer. Da wir heute bereits den 10. Dezember haben, erstrahlt vor dem Fenster eine beleuchtete Weihnachtsfigur in weißem Licht, das sanft durch die Vorhänge ins Zimmer dringt. Es duftet im ganzen Zimmer ein wenig nach Vanille und Zitrusfrüchten, so wie es Frau F. liebt. Alles in diesem Raum wirkt so still, harmonisch und friedlich. Alles, außer meiner Patientin. Manchmal habe ich das Gefühl, dass sie schläft und ich jetzt kurz den Raum verlassen kann, aber sobald ich mich auch nur ein ganz klein wenig bewege, öffnet sie sofort ihre Augen und ich habe dann jedes Mal das Gefühl, als wolle sie mir sagen: „Bleib hier, bei mir. Lass mich nicht allein." Also bleibe ich sitzen, ganz ruhig und fast bewegungslos. Manchmal will Frau F. etwas sagen, aber sie ist inzwischen so schwach, dass ich ihre gehauchten Worte leider kaum verstehen kann. Besonders um die Mittagszeit verstehe ich allerdings häufig ein „Au" oder „Aua" und manchmal ein „Ich kann nicht mehr". Hin und wieder bewegt Frau F. ihre Arme ein wenig, zu mehr reicht ihre Kraft nicht mehr. Immer wenn ich ein „Au" oder „Aua" höre und sehe, wie sie ihre Augenlieder während einer Schmerzattacke zusammenpresst, gebe ich ihr eine Extragabe des Schmerzmittels über den Perfusor. Ich bin sehr froh, dass ich mit unserer Ärztin in der Früh ganz genau besprochen habe, wann ich welche Medikamente in welchen Zeitabständen verabreichen darf.
Inzwischen sitze ich hier seit Stunden, fast ohne Unterbrechung, und mein Körper schmerzt allmählich immer mehr. Ich kann keine wirklich entspannte Sitzposition finden, in der es mir möglich ist, meine Hand genau so zu positionieren, wie es sich meine Patientin wünscht. Meine Hand, die ich ja nicht einfach ganz entspannt auf den kranken Bauch meiner Patientin legen kann, sondern ganz leicht machen muss, damit Frau F. keinen unangenehmen Druck spürt, fühlt sich inzwischen ganz taub und kalt an. Ein sehr unangenehmes Gefühl. Lange kann ich das nicht mehr aushalten. Nach einigen Versuchen lässt es Frau F. zu, dass ich meine Rechte neben ihren Körper lege. Ihre Hand liegt jetzt wieder entspannt auf meiner.
Ich schaue in das Gesicht meiner Patientin und frage mich, wie lange wohl dieses seit Tagen gelebte Sterben noch dauern wird. Wieso kann diese Frau nicht sterben? Liegt es daran, dass sie noch kein alter

Mensch ist und deswegen ein starkes Herz hat, das noch nicht aufhören will zu schlagen? Frau F. ist erst Mitte 40 und Mutter eines erwachsenen Sohnes, den sie über alles liebt. Hindert sie vielleicht die Sorge um ihren Sohn, der leider auch nicht ganz gesund ist, am Sterben? Möchte sie noch jemanden sehen? Wer oder was fehlt ihr, damit sie dieses Leben loslassen kann?

Ich habe Zeit und denke über die letzten Tage und Nächte nach, in denen ich Dienst hatte. Ich habe in diesen vergangenen Diensten viel Zeit am Bett von Frau F. verbracht. Vor rund einer Woche hatte ich einen Tagdienst, in dem ich für Frau F. alle möglichen Leute anrufen musste. Sie war völlig außer sich, weil sie nicht wahrhaben wollte oder konnte, dass sie sterbenskrank war. Sie war sich ganz sicher, dass es sich bei ihrer Diagnose – sie litt an Krebs im Endstadium – einfach nur um einen Irrtum handeln konnte. Und wenn schon kein Irrtum vorlag, dann wollte sie jetzt sofort ins Krankenhaus gebracht werden, damit sie eine „heilende" Chemotherapie erhalten konnte. Zwischendurch rief sie selbst mehrmals bei ihrem Hausarzt an, weil sie ihn fragen wollte, an welcher Krankheit sie denn nun litt, denn Krebs konnte es ja wohl doch nicht sein. Die Unruhe, Unsicherheit und Angst der Patientin hielt sie fast den ganzen Tag lang gefangen. Es war auch für uns Schwestern nicht einfach, diesen Tag mitzuerleben. Wir konnten Frau F. kaum helfen, denn sie hatte sich dermaßen in ihre Ängste, Wünsche und ihre Hoffnung hineingesteigert, dass wir nicht an sie herankamen. Sie nahm uns nicht so wahr wie an anderen Tagen und war vernünftigen Argumenten nicht zugängig. Es war ein schwerer Tag für uns alle. Abends war die arme Frau ganz erschöpft von den Anstrengungen des Tages und konnte so wenigstens in der Nacht gut schlafen.

Mit Schaudern denke ich an diesen schweren Tag zurück – danach fällt mir auch mein letzter Nachdienst vor drei Tagen mit Frau F. ein. Ihr Körper war schon sehr geschwächt, aber sie konnte noch sprechen und sich fast ohne Hilfe so drehen und legen, wie sie es wollte. In dieser Nacht hat sie mich gebeten, dass ich mich zu ihr setzen und ihre Hand halten soll. Ich habe das für sie getan. Ich saß lange neben ihrem Bett und legte meine rechte Hand auf die Bettdecke neben dem Körper von Frau F. Sie suchte und fand mit ihrer Rechten meine Hand und legte die ihre darüber. Ich schaute auf unsere Hände. Meine Hand, gesund, kräftig, stark, eine Hand die zupacken kann und darüber die zierliche, fast weiße Hand der jüngeren, todkranken Frau. Diese zierliche Hand wirkte auf mich wie die Hand eines kleinen Mädchens. Frau F. hielt die meiste Zeit meinen Daumen umklammert und das erinnerte mich an jene Zeit, als meine Kinder noch klein waren. Auch die beiden hatten sich manchmal an einem meiner Daumen festgehalten. Wie seltsam. Sah man nur unsere beiden Hände und nicht das „Drumherum", so könnte man fast glauben, hier sitze eine Mutter mit ihrer Tochter, ging mir durch den Kopf.

Schluss mit den Gedanken, ich konzentriere mich wieder auf das Jetzt. Frau F. ist gerade aufgewacht. Ich reinige und befeuchte wieder ihre Mundhöhle, danach creme ich ihre Lippen ein und lagere den ausgemergelten Körper. Ganz leise betritt eine Kollegin den Raum und fragt mich flüsternd, ob sie einen Priester für die Krankensalbung bestellen soll. Ich verneine leise, denn dies ist bereits vor wenigen Tagen geschehen. Ich lüfte kurz, danach kann ich wieder die Duftlampe einschalten. Es ist inzwischen schon halb drei Uhr nachmittags. Ich brauche dringend eine Pause, weil ich durstig und müde bin und mir mein ganzer Körper vom unbequemen Sitzen weh tut. Ich sage Frau F., dass ich in einer viertel Stunde wiederkomme und verlasse das Zimmer. Ich will mir rasch eine Tasse Kaffee und eine Zigarette gönnen. Außerdem will ich meine Kollegin endlich fragen, ob auf der Station alles in Ordnung ist und sie gut ohne mich zurecht kommt oder meine Hilfe braucht.

Keine fünf Minuten später, gerade als ich meine Zigarette angezündet habe, kommt der Exmann von Frau F. über den Gang, der sie, seit sie bei uns ist, regelmäßig besucht. Er weiß, dass seine frühere Ehefrau schwerkrank ist und bald sterben wird. Die beiden pflegen ein fast freundschaftliches Verhältnis, wie es mir scheint. Ich begleite den Besucher ins Krankenzimmer, versuche ihm, ohne ihn zu sehr zu erschrecken, mitzuteilen, dass Frau F. im Sterben liegt und sage ihm, dass er läuten soll, wenn er etwas braucht. Er setzt sich auf den Sessel neben dem Bett, auf dem ich zuvor so viele Stunden gesessen habe, begrüßt seine Exfrau mit einem zarten Kuss auf die Stirn und sieht mich ratlos und traurig an. Ich rate ihm, seiner früheren Lebenspartnerin noch all das zu sagen, was er ihr mitteilen möchte, und versichere ihm, dass Frau F. bestimmt fühlt und weiß, dass er da ist. Dann lasse ich die beiden allein, damit sie Abschied voneinander nehmen können. Ich kann

direkt spüren, dass dem Mann diese Situation Angst macht, aber er muss nach meinem Empfinden trotzdem die Möglichkeit haben, seiner Exfrau noch all das zu sagen, was er für wichtig hält.
Nach knapp zwanzig Minuten kommt Herr F. aufgeregt zu mir und bittet mich, sofort mit ihm zu kommen. Irgendetwas wäre „so komisch" und ich solle mir das bitte gleich ansehen. Gemeinsam betreten wir das Zimmer von Frau F. Ihr Gesicht wirkt völlig entspannt. Ich setze mich neben sie, taste nach ihrem Puls und beobachte ihren Brustkorb. Es ist für mich offensichtlich, Frau F. wird jetzt sterben. Fast unmittelbar danach hört sie auf zu atmen, für immer. Mir drängt sich der Eindruck auf, als hätte sie mit ihrem Sterben auf ihren früheren Lebenspartner gewartet. Ich drehe mich um und blicke auf den entsetzt und fassungslos wirkenden Besucher, der bestimmt spürt, was ich ihm gleich sagen werde. Er fragt mich, was los ist und ich sage ihm, dass Frau F. gerade gestorben ist. Erschüttert und schockiert schaut er mich an, dann dreht er sich um und verlässt schluchzend das Zimmer. Ich bleibe noch ein paar Minuten am Bett von Frau F. sitzen und nehme Abschied, danach öffne ich das Fenster und lagere den schmalen, zarten Körper der Verstorbenen. Ich wasche ihr Gesicht und kämme ihre Haare ein letztes Mal. Dann nehme eine ich Rose aus der Vase und lege sie zwischen ihre schon kühlen und fast schneeweißen Finger. Ich betrachte ein letztes Mal Frau F., sammle mich und verlasse den Raum, um Herrn F. zu trösten.

Goldene Schleier webt die Sonne,
so schön, dass mich mein Körper schmerzt.
Der Himmel oben – grelles Blau.
Ich habe gelächelt aus Versehen.
In Blüte steht die ganze Welt.
Ich möchte fliegen, doch wohin?
Im Stacheldraht noch kann es blühn –
Warum nicht ich? Ich will nicht sterben!

„An einem sonnigen Abend", 1944, unbekannter Verfasser

Das Sterben von Frau F. hat mich aus verschiedenen Gründen sehr berührt. Als es ihr noch gut ging, konnten wir uns wunderbar miteinander unterhalten und auch gemeinsam schweigen. Manchmal fanden wir einen Grund, miteinander zu lachen. Zwischen uns herrschte eine fast freundschaftliche Stimmung. Ich mochte Frau F. ganz einfach. Sie war insgesamt 44 Tage lang Patientin auf unserer Station, und diese Zeit hatte ausgereicht, sich recht gut kennen zu lernen.

Etwa zwei Wochen vor ihrem Tod hatte ich das Gefühl, dass Frau F. in meiner Anwesenheit versterben würde. Irgendwie behagte mir dieser Gedanke nicht so recht. Frau F. war jünger als ich und voll Lebenshunger. Sie musste ihren innig geliebten Sohn zurücklassen, der fast genauso alt ist wie mein Sohn. Außerdem lag sie in jenem Zimmer, in dem ich vor einigen Monaten Herrn P. bei seinem schweren Sterben begleitet hatte. An dieses Geschehen wurde ich wochenlang durch die tiefen Kratzspuren erinnert, die er mir zugefügt hatte. Wenige Wochen nach ihm verstarb in diesem Zimmer Frau L., unsere taubstumme Patientin, in meinem Beisein. Besonders nachdenklich stimmte mich, dass ich am Todestag von Frau F. eigentlich gar keinen Dienst gehabt hätte. Ich bin nur für eine kranke Kollegin eingesprungen.

Krebs ist nicht gleich Krebs

Fast alle unsere Patienten im Hospiz leiden laut ihren Befunden an Krebs in einem sehr weit fortgeschrittenen Stadium und gelten aus ärztlicher Sicht als austherapiert, also unheilbar. Viele von ihnen haben Operationen, Bestrahlungen und/oder Chemotherapien hinter sich. Die Krankheitsverläufe sind so unterschiedlich wie die Lebensgeschichten und Charaktere der Kranken. Es gibt Menschen, die ihre Diagnose erfahren und bereits kurze Zeit danach versterben. Andere Patienten wissen seit Jahren oder sogar Jahrzehnten, dass sie an Krebs leiden. Manche Krebsarten werden von den Betroffenen als kaum belastend empfunden, andere verursachen teilweise überaus belastende Symptome, wobei durchaus nicht immer Schmerzen im Vordergrund stehen, sondern beispielsweise Übelkeit, häufiges Erbrechen oder massive Durchfälle. Es gibt Krebsarten, die den Betroffenen bis zum Tod keine oder kaum Schmerzen verursachen. Es können aber die Schmerzen auch so intensiv sein, dass sie den Kranken fast um den Verstand bringen. Manche Patienten erleiden durch ihre Erkrankung sichtbare Entstellungen. Wir betreuen im Hospiz schon Krebskranke mit unglaublich großen Hautmetastasen, nach außen durchgebrochenen Tumoren, teilweise riesigen Löchern in ihren Körpern, mit übel riechenden, sehr großen, zerstörten Gewebearealen, in denen manchmal Knochen sichtbar waren.

Exulzerierende Tumoren, Geschwürsbildungen mit Gewebszerfall, stellen für die Patienten meist besondere Belastungen dar. Weil äußerlich sichtbar, ist der Tumor immer präsent. Betroffene ziehen sich häufig zurück, brechen soziale Kontakte ab und erleben sich oft als unzumutbar für andere Menschen. Massive Ängste, vom Tumor „aufgefressen" zu werden, „bei lebendigem Leibe zu verfaulen", können entstehen. Verzweiflung, dem Krankheitsverlauf ausgeliefert zu sein, Abneigung gegen den eigenen Körper bis hin zum Ekel, stellen eine enorme Belastung für die Patienten dar. Sie müssen sich nicht nur mit den Veränderungen und der Entstellung des eigenen Körperbildes, sondern auch mit ablehnenden Reaktionen ihrer Mitmenschen auseinandersetzen.[91]

Vor einigen Jahren betreuten wir eine unheilbar kranke Frau, ca. 50 Jahre alt, Mutter und Großmutter, die kein leichtes Leben hinter sich hatte. Jetzt „zerfraß" ihre Erkrankung eine ihrer Gesichtshälften. Sie hatte im Laufe der vergangenen Monate eine ihrer Wangen eingebüßt. In der riesigen Wunde sahen wir bei den häufig notwendigen und sehr aufwendigen Verbandwechseln den wie mumifiziert aussehenden Kieferknochen, der keine Zähne mehr halten konnte. Der Speichel rann aus der Wunde, Essen und Trinken waren für diese Patientin fast unmöglich geworden, weswegen sie auch sehr viel an Körpergewicht verloren hatte und insgesamt sehr schwach war. Die Wunde verursachte der Patientin nach ihren Aussagen lange Zeit keine oder kaum Schmerzen, aber sie ekelte sich vor sich selbst, konnte ihr Spiegelbild kaum noch ertragen. Sie verließ ihr Zimmer fast nie, nur manchmal, wenn der Verband gerade frisch gewechselt war und sie sich, wie sie das nannte, „halbwegs passabel" fühlte. Die meiste Zeit verbrachte sie in ihrem Zimmer, hineingekuschelt in ihren Lieblingssessel und hörte Musik oder sah fern. Da ihr durch die riesige Wunde auch das Sprechen sehr schwer fiel, war sie am liebsten allein. Wir haben diese bedauernswerte Frau mehrere Wochen bis zu ihrem Tod begleitet.

Manche Krebspatienten erleben kaum oder wenige Einschränkungen durch ihre Krankheit, andere wiederum werden durch sie leicht pflegebedürftig oder sind, manchmal innerhalb sehr kurzer Zeit, vollständig auf Hilfe angewiesen. Wir betreuen immer wieder Patienten, die bis kurz vor ihren Tod (fast) selbständig sind, sich selbst pflegen und im Haus herumspazieren können und andere, die nur kurze Zeit nach der Diagnosestellung ihr Bett nicht mehr verlassen können. Häufig können wir auch bei uns im Hospiz miterleben, dass sich Menschen bei uns vorübergehend erholen, ein letztes Mal Kräfte sammeln und dann länger leben, als von den Ärzten vorausgesagt.

Die Vielfalt der Symptome, die sich hinter dem Wort Krebs verbergen können, erscheint mir inzwischen fast unglaublich. Ebenso vielfältig wie die Krankheitssymptome sind die Strategien und Verhaltensweisen der Schwerkranken.

Sterben im Hospiz

Wenn man Menschen professionell beim Sterben begleitet, so ist dies, wie Sie bereits wissen, jedes Mal anders. Kein Sterben lässt sich mit einem anderen vergleichen, da jeder Mensch seine eigene, einzigartige Biografie erlebt und aufgrund dieser Einzigartigkeit auch seine ganz persönlichen Strategien im Umgang mit seiner Krankheit und seinem Sterben entwickelt.

Der Chirurg und Medizinhistoriker Sherwin B. Nuland schreibt in seinem Buch „Wie wir sterben – Ein Ende in Würde?": Jedes Leben ist anders als alle Leben, die ihm vorangegangenen sind. Das gleiche gilt für den Tod. Die Einzigartigkeit jedes Menschen zeigt sich selbst in seinem Sterben. Zwar wissen die meisten, dass verschiedene Krankheiten auf verschiedenem Weg zum Tod führen, aber nur wenige erfassen die ganze

Tragweite dieser Aussage. Denn es gibt unendlich viele Arten, wie sich der Geist des Menschen vom Körper trennt. Unsere Art zu sterben ist so charakteristisch für uns wie die unverwechselbaren Gesichtszüge, die wir der Welt ein Leben lang gezeigt haben. Jeder stirbt auf seine, auf unverwechselbare Art.[92]

Durch meinen Beruf als Krankenschwester war ich schon häufig beim Sterben von Patienten dabei und konnte diese einzigartigen Momente miterleben und beobachten. Manchmal hatte ich den Eindruck, als würden zumindest manche Menschen den Zeitpunkt ihres Sterbens selbst bestimmen können. Auf diese Idee kam ich, weil ich immer wieder miterlebt hatte, dass Menschen genau dann gestorben sind, als ihre Verwandten oder Freunde nicht im Zimmer waren, selbst wenn diese vorher bereits tagelang rund um die Uhr das Krankenzimmer nicht verlassen hatten. Auch als Schwester hatte ich schon einige Male die Erfahrung gemacht, dass ich stundenlang ohne Unterbrechung am Bett eines Sterbenden saß und dann den Raum nur für wenige Minuten verließ, in denen dieser Patient dann verstarb. Als begleitende „Beobachterin" bekam ich im Lauf der Zeit also das Gefühl, dass einige Menschen lieber allein sterben wollen und daher solange mit ihrem Sterben warten, bis alle anderen das Zimmer verlassen haben. Oder war es bloß Zufall, dass Angehörige manchmal tagelang ohne Unterbrechung im Zimmer des Patienten waren, und dann, ein einziges Mal dieses für nur ganz kurze Zeit und genau in dieser Zeit der Patient verstarb? Ist so etwas Zufall? Oder steht es in unserer Macht, den Zeitpunkt des eigenen Sterbens in irgendeiner Form selbst zu beeinflussen? Möchten manche Menschen lieber alleine sterben, als in Anwesenheit ihrer Lieben?

In der Fachliteratur finden sich Hinweise darauf, dass Sterbende den Moment des Sterbens tatsächlich selbst wählen. Bernhard Jakoby, ein bekannter deutscher Sterbeforscher, schrieb 2008: *Es wird häufig verkannt, dass der Sterbende alles mitbekommt, was um ihn herum geschieht. Durch seine Bewusstseinserweiterung kann er deutlich die Gefühle der Anwesenden spüren. Wenn diese nicht loslassen können, wählt er den Moment des Überganges zu einem Zeitpunkt, in dem die Angehörigen kurz das Zimmer verlassen.*[93]

Frau K. – Ein bescheidenes Leben – ein stiller Tod

Wir betreuten Frau K. einige Wochen lang auf unserer Station. Die etwa 70jährige, krebskranke Frau hatte ein sehr bescheidenes und arbeitsreiches Leben hinter sich und war aufgrund ihrer Bescheidenheit meist wunschlos. Oft saß sie in ihrem Zimmer beim Esstisch, las ein wenig, hörte Radio oder sah fern. Am liebsten allerdings mochte sie die Stille. Sie saß dann ganz ruhig da und schien nachzudenken. Wenn sie sich wohl fühlte und das Wetter passte, ging sie manchmal nachmittags eine Runde um das Gebäude. Abends ging sie fast immer früh zu Bett und häufig wünschte sie sich von der Nachtschwester noch einen kleinen, am liebsten süßen Imbiss und eine Tasse warme Milch. Danach legte man ihr eine Wärmeflasche zu ihren meist kalten Füßen und wurde nach kurzem Plaudern mit einem „Danke und gute Nacht!" entlassen.

Manchmal erhielt Frau K. Besuch von der Tochter ihrer ehemaligen Nachbarin und hin und wieder wurde sie von Freundinnen angerufen oder besucht, die ein bisschen mit ihr plaudern wollten. Auch mit uns Schwestern und ehrenamtlichen Mitarbeitern unterhielt sie sich gerne. Mir erzählte sie oft von früher, als sie noch berufstätig war. Sie bedankte sich für jedes Gespräch so, als hätte ich ihr ein Geschenk gemacht. Sie sagte auch oft: „Mein Gott, Sie sind ja immer so lieb zu mir. Danke, dass Sie sich die Zeit für mich genommen haben". Ja, Frau K. war wirklich sehr bescheiden und dankbar für jede Kleinigkeit, die man für sie tat.

Frau K. hatte kaum Beschwerden, aber rund zwei Wochen vor ihrem Tod litt sie manchmal unter leichter Atemnot oder Bauchschmerzen. Diese Beschwerden konnten wir mit den entsprechenden Medikamenten gut lindern. Als der Tod immer näher kam, wurde Frau K. immer stiller und müder. Sie lag jetzt meist im Bett und schlief. Tagelang rechneten wir fast stündlich mit ihrem Tod, aber er wollte scheinbar doch noch nicht zu ihr kommen. Inzwischen war bei jeder Dienstübergabe eine der ersten Fragen von uns Schwestern die nach dem Befinden von Frau K.

Schließlich verstarb sie in einem meiner Nachtdienste – so still und bescheiden, wie sie auch gelebt hatte. Ich ging in jener Nacht bei meiner ersten Stationsrunde zu ihr, um zu sehen, ob ich etwas für sie tun konnte. Frau K. lag ganz ruhig und gleichmäßig atmend da. Ich achtete darauf, dass sie bequem lag und etwas zum Trinken in ihrer Reichweite stand. Ich befeuchtete ihre Mundhöhle und cremte ihre Lippen ein. Dann stellte ich einen Sessel an das Bett und sagte ihr, dass ich in wenigen Minuten wiederkommen würde, denn ich musste noch kurz zu einem anderen Patienten gehen. Danach wollte ich mich zu ihr ans Bett setzen.

Ich verließ also das Zimmer, um meine Abendrunde rasch zu beenden, dann betrat ich, nach nicht einmal zehn Minuten, wieder das Zimmer von Frau K. Ich wollte mich jetzt zu ihr setzen und für sie da sein. Da mir die Patientin so still erschien, beugte ich mich über die bewegungslose Gestalt, sah in das blasse Gesicht und musste erkennen, dass die alte Dame inzwischen verstorben war.

So fern und doch ganz nah
sind die Menschen, um die wir weinen.
Sie sind fern aller Trauer, fern aller Dunkelheit,
fern allem Leid und so fern unserer Welt.
Sie sind ganz in der Freude, ganz im Licht,
ganz in der Liebe und ganz nah unserem Herzen.[94]

Manchmal sterben Menschen, selbst nach schwerer Krankheit, so still und leise, dass wir es gar nicht bemerken. Frau K. war ein solcher Tod vergönnt – ein ganz ruhiges „Einschlafen". Als ich ein letztes Mal in ihr schmales Gesicht schaute wusste ich, dass es für sie gut war, so wie es war, denn ihre Gesichtszüge wirkten weich, sanft und sehr entspannt. Für mich hatte dieses Gesicht einen fast glücklichen Ausdruck. Ich wäre gerne im Moment ihres Todes bei Frau K. gewesen, damit sie in ihren letzten Minuten nicht allein sein musste, aber scheinbar brauchte sie niemanden, der im Sterben ihre Hand hielt. Vielleicht wollte sie diesen letzten Weg alleine gehen – so wie sie unzählige Wege in ihrem Leben alleine gegangen war.

Als Hospizschwester empfinde ich in manchen Momenten so etwas wie den unhörbaren „Ruf" eines Sterbenden. Ich habe das schon mehrmals erlebt, ebenso erzählten mir meine Kolleginnen, dass es ihnen manchmal auch so ergeht. Wahrscheinlich klingt das für Außenstehende verrückt, seltsam oder übertrieben, aber hin und wieder ist es tatsächlich so. Plötzlich hat man das Gefühl, sofort in das Zimmer eines Sterbenden gehen zu müssen oder auch das Gefühl, dass man sein Zimmer nicht mehr verlassen darf. Man sitzt dann am Bett des Sterbenden, hält seine Hand und begleitet ihn in den letzten Minuten seines Lebens. Dabei hat man in einem solchen Fall das Empfinden, als hätte genau das der Patient gewünscht.

Herr W. – Der unhörbare Ruf

Herr W. war ca. 80 Jahre alt, litt wie fast alle unsere Patienten an Krebs und wurde vor seinem Tod rund zwei Monate auf der Hospizstation betreut. Bis auf seine letzten Lebenstage war er fast selbständig, wir unterstützten ihn nur, wenn er unsere Hilfe benötigte. Herr W. war ein sehr großer Mann mit einer stolzen, aufrechten Körperhaltung, der viel Wert auf sein gepflegtes Äußeres legte. Er wusste immer genau, was er wollte und war ein sehr sympathischer, intelligenter und humorvoller Mensch, mit dem man gut plaudern konnte. Er konnte viele interessante, spannende und auch lustige Geschichten aus seinem Leben erzählen und tat das auch sehr gerne. Ich mochte Herrn W. sehr gerne, weil er mich in mancherlei Hinsicht an meinen schon vor langer Zeit verstorbenen Vater erinnerte.

Über die Art seiner Erkrankung war Herr W. aufgeklärt und er wusste auch, dass seine Lebensspanne nach ärztlichem Ermessen sehr begrenzt war. Aus diesem Grund wünschte er sich einige Wochen vor seinem Tod, dass sein Sohn, der seit vielen Jahren auf einem anderen Kontinent lebte, zu ihm kam. Er wollte noch einige Dinge mit ihm regeln und sich von allen Angehörigen und Freunden verabschieden, solange er dies noch konnte. So kam es also, dass Herrn W.'s. Sohn und dessen Frau von ihrer neuen Heimat angereist kamen, um ihm in seinen letzten Tagen beizustehen. Ich habe öfter mit ihnen gesprochen, und der Sohn sagte mir, dass er solange in Österreich bleiben würde, bis sein Vater gestorben wäre. Herr W. hatte in seinen letzten Lebenstagen sehr viel Besuch. Er konnte sich, so wie er es sich gewünscht hatte, von all seinen Lieben verabschieden. Sein Sohn und dessen Familie waren täglich, manchmal fast rund um die Uhr bei ihm. Einige Tage bevor Herr W. verstarb, konnte er sein Bett nicht mehr verlassen und wurde deswegen nun von uns Schwestern liebevoll gepflegt. Er wurde immer schwächer, musste aber dank gut wirkender Medikamente keine oder kaum Schmerzen ertragen.

In jener Nacht, als Herr W. verstarb, hatte ich Nachtdienst. Als ich meine Abendrunde durch die Station machte, waren der Sohn und die Schwiegertochter von Herrn W. noch auf der Station. Sie wirkten beide erschöpft und traurig. Ich besprach mit ihnen, wie ich agieren sollte, falls sich der Gesundheitszustand von Herrn W. verschlechtern sollte. Ich bot ihnen an, dass ich sie, wenn sie dies wünschten, in diesem Fall anrufen könnte. Der Sohn meinte, das sei nicht nötig, sie würden jetzt noch ein paar Stunden hier bleiben und sowieso am nächsten Tag gleich in der Früh wiederkommen. Sollte sein Vater in dieser Nacht sterben, so wäre das in Ordnung, denn sie hätten bereits Abschied von ihm genommen. Kurz vor Mitternacht waren die beiden dann übermüdet nach Hause gefahren. Sie wollten endlich zur Ruhe kommen und versuchen, ein paar Stunden zu schlafen.

Ich verrichtete meine üblichen Arbeiten und sah zwischendurch immer wieder in das Zimmer von Herrn W. Er lag jedes Mal ganz ruhig da, schien zu schlafen. Seit vielen Stunden hatte er sich nicht mehr bewegt oder seine Augen geöffnet, auch nicht, als sein Sohn stundenlang an seinem Bett saß. Jedes Mal, wenn er umgelagert wurde, ließ er das regungslos über sich ergehen und öffnete dabei kein einziges Mal seine Augen. Gegen drei Uhr morgens, ich machte gerade eine Pause und rauchte mit Genuss eine Zigarette, wurde ich plötzlich ganz unruhig. Obwohl ich meine Zigarette gerade erst zur Hälfte geraucht hatte, dämpfte ich sie aus, machte schnell einen Rundgang durch meine Station und bat meine Kollegin von der Nachbarstation, sich in der nächsten halben Stunde um meine Patienten zu kümmern, falls jemand läuten sollte. Ich wollte ungestört sein. Danach ging ich in das Zimmer von Herrn W. Ich hatte das Gefühl, dass er mich jetzt brauchen würde. Er lag, wie schon viele Stunden zuvor, völlig regungslos in seinem Bett. Er lag auf dem Rücken und sein Kopf war nach rechts zur Wand gedreht. Nichts hatte sich verändert, er schien zu schlafen. Seine Augen waren geschlossen, und er wirkte entspannt. Ich konnte mir meine Unruhe nicht erklären, hatte aber das Gefühl, wie schon öfter zuvor während so mancher Dienste, dass ich jetzt im Zimmer bleiben musste. Es war fast so, als hätte mich mein Patient zu sich gerufen. Ich setzte mich also an die linke Seite des Bettes von Herrn W. und nahm seine Hand in meine. Ich sah ihn an, fühlte seinen müden, bereits unregelmäßigen Pulsschlag unter meinen Fingern und beobachtete seine ruhige Atmung. Wie immer in solchen Momenten bat ich den lieben Gott, doch jetzt zu uns herunterzuschauen und zu helfen. Nach einigen Minuten veränderte sich die Atmung des Sterbenden und ich spürte, jetzt würde es bald soweit sein. Herr W. würde in den nächsten Minuten versterben.

Es ging plötzlich alles so schnell. Von einer Sekunde zur anderen veränderte sich auf nicht erklärbare Weise die Stimmung im Raum und ich bekam fast ein wenig Angst. Irgendwie war mir unheimlich zumute, obwohl ich nicht das erste Mal alleine beim Sterben eines Menschen dabei war. Ich hatte das beängstigende Gefühl, nicht mehr mit meinem Patienten allein im Raum zu sein. Plötzlich, völlig unerwartet, drehte Herr W. seinen Kopf in meine Richtung, öffnete die Augen, sah mich an und drückte ganz leicht meine Hand. Ich erschrak heftig, denn er hatte sich schon seit vielen Stunden nicht mehr bewegt. Mein Herz begann wie wild zu hämmern, ich konnte vor lauter Aufregung kaum atmen und war völlig gefangen in dieser einmaligen Situation. Es war für mich ein sehr bewegender Moment und ganz kurz hatte ich das Gefühl, weglaufen zu wollen. Ich nahm meinen ganzen Mut zusammen, blieb unbeweglich sitzen und bemühte mich um einen ruhigen Atemrhythmus. Ich schaute dem sterbenden Mann in die Augen und sagte ihm, dass alles in Ordnung sei, dass ich ihn nicht allein lassen würde. Minutenlang sah mir dieser Mann direkt in meine Augen und plötzlich hatte ich das Gefühl, am Bett meines Vaters zu sitzen. Jetzt wusste ich, warum ich hier war. Ich konnte jetzt, in diesen Momenten für einen Vater genau das tun, was ich vor vielen Jahren für meinen eigenen Vater auch gerne getan hätte. Während mir dieser Gedanke durch den Kopf ging, blickte mich mein Patient noch immer an und ich glaubte, tiefe Liebe und Dankbarkeit in diesen sanften Augen zu erkennen. Dann hob ein letzter, ganz tiefer Atemzug seine Brust, und er schloss seine Augen, diesmal für immer. Ich war tief bewegt und wusste, dieser Mann würde jetzt ins Licht gehen. Um wieder meine Fassung zu gewinnen, blieb ich noch eine kleine Weile an seinem Bett sitzen, betrachtete das gelöste, friedliche Gesicht und nahm Abschied.

*Der Sturm der Nacht hat den Morgen
mit goldenem Frieden gekrönt.*

Rabindranath Tagore (1861-1941)

Obwohl es zu meinem Berufsalltag gehört, sterbende Menschen zu pflegen, zu betreuen und zu begleiten, war dieses Erlebnis für mich außerordentlich berührend. Als Begleiterin erlebte ich dieses Sterben auf eine besondere Weise, kann aber nicht genau erklären, warum dies so war. Vermutlich bewegte mich das Sterben von Herrn W. deswegen emotional so stark, weil dieser Mann viele Ähnlichkeiten mit meinem inzwischen längst verstorbenen Vater hatte und sich solche Gefühle und Erinnerungen bei der Pflege nicht einfach ausschalten lassen.

Am beeindruckendsten war für mich, dass ein sterbender Mensch, der seit vielen Stunden nicht die geringste erkennbare körperliche Bewegung gemacht hatte, plötzlich seinen Kopf genau in meine Richtung drehte und die Augen öffnete, die er schon seit vielen Stunden nicht mehr geöffnet hatte und sofort, ohne sich vorher mit Blicken im Raum zu orientieren, direkt in meine Augen sah und meinen Blick minutenlang festhielt. Ich habe so etwas, in all den Jahren im Hospiz erst zweimal erlebt. In diesen fast unglaublichen Momenten wurde ich von unzähligen Gefühlen durchflutet, die ich kaum in Worte fassen kann. Die Gefühle gingen von Unbehagen, fast schon Angst, über eine Art Staunen, dem inzwischen wohlbekannten Gefühl, nicht mehr allein mit einem Patienten im Zimmer zu sein, dem Gänsehaut verursachenden Gefühl, gerade einen großen Moment mitzuerleben bis hin zu einem Gefühl der tiefen Verbundenheit mit einem eigentlich fremden, sterbenden Menschen.

Manche unserer Patienten sehen vor ihrem Tod Dinge, die ich nicht wahrnehmen kann. Viele Patienten, das erlebe ich immer wieder, hören und/oder sehen offensichtlich bereits verstorbene Menschen, berichten von Geistern in ihrem Zimmer, sehen Wesen, die sie so beschreiben, wie ich mir Engel vorstelle, oder andere Erscheinungen wie Licht, Schatten oder Farben. Erzählen Sterbende von diesen Erlebnissen, so habe ich den Eindruck, als wären die bereits Verstorbenen und Engel, die nur die Patienten wahrnehmen können, auch diejenigen, die sie bei ihrem eigenen Sterben sozusagen „abholen" würden. Ich habe aber auch schon Patienten betreut, die große Angst vor dem Sterben hatten und deswegen nicht mehr alleine sein wollten.

Mit den Wahrnehmungen Sterbender haben sich viele Autoren befasst, so auch die Sterbeforscherin **Elisabeth Kübler-Ross**. Sie vertrat beispielsweise die Ansicht, dass niemand alleine stirbt: *Kein Mensch stirbt allein, nicht nur, weil der Verstorbene in der Lage ist, jeden beliebigen Menschen zu besuchen, sondern auch deswegen, weil solche Leute, die vor ihnen gestorben sind und die sie gern und lieb hatten, immer auf sie warten. Was die Kirche den kleinen Kindern hinsichtlich ihrer Schutzengel erzählt, beruht auch auf Tatsachen, denn es ist ebenfalls bewiesen, dass jeder Mensch von seiner Geburt bis zu seinem Tod von Geistwesen begleitet wird. Jeder Mensch hat solche Begleiter, ob Sie daran glauben oder nicht, ob Sie Jude oder Katholik oder ohne Religion sind, spielt überhaupt keine Rolle. Und: Wir haben es immer wieder bestätigt gefunden, so dass wir an dieser Tatsache nicht mehr zweifeln. Diese Aussage mache ich, wohlgemerkt, als Wissenschaftlerin! Immer ist jemand als Helfer zugegen, wenn wir jene Verwandlung (im Sterben) durchmachen. In den meisten Fällen handelt es sich um die bereits „vorausgegangenen" Väter oder Mütter, Großväter oder Großmütter oder auch um ein Kind, sofern dies schon gestorben ist.*[95]

Bernard Jakoby meint: *Es gibt Menschen, die schon während des Überganges, obwohl das Bewusstsein noch im Körper ist, die sie umgebende geistige Welt wahrnehmen. Sie sehen verstorbene Angehörige oder Schutzengel und das Licht. Das hat mit der Verwandlung der Lebensenergie zu tun, weil ein enormer Schwingungswechsel vollzogen wird. Manche hören Stimmen, die sie rufen, oder sehen Farben und hören ätherische Musik. Der Tod gestaltet sich individuell, weil er mit unserer persönlichen Art zu tun hat, Leben zu spüren.*[96]

Im finalen Sterben des Menschen beginnt die Waage zwischen Leben und Tod zu schwingen, weil sich die Seele immer mehr vom Körper zu lösen beginnt. Dadurch erleben Sterbende eine Bewusstseinserweiterung, die dazu beiträgt, dass die Bilder des Lebens an die Oberfläche des Bewusstseins treten. Man erkennt die unerledigten Dinge des Lebens, versucht, mit sich ins Reine zu kommen, sehnt sich nach Aussöhnung, um *inneren Frieden zu finden. Durch die sich verstärkende Bewusstseinserweiterung im Verlauf des Sterbens hebt sich der Schleier zwischen dieser und der anderen Welt. Der Sterbende ist nun imstande, vorangegangene Verstorbene oder Lichtwesen zu sehen. Er fühlt sich geliebt und angenommen und kann nun in Frieden sterben.*[97]

Manche Sterbende wirken, das erlebe ich immer wieder, ruhig, gefasst und einige fast gelassen, während sie auf ihren Tod warten. Diese Menschen befinden sich, wenn man an die Sterbephasen von Kübler-Ross denkt, wohl in der letzten Phase, der Phase der Annahme ihres Schicksals. Sie scheinen sich mit allem und allen ausgesöhnt zu haben, alle Konflikte gelöst und alles für sie Wichtige erledigt zu haben. Sie ertragen ihre Krankheit ohne zu klagen, völlig ruhig und abwartend. Sie strahlen eine unglaubliche, bewundernswerte Ruhe aus und nehmen hin, was ihnen die Tage bringen. Ich bin jedes Mal wieder ganz tief berührt und auch tief beeindruckt, wenn ich das miterlebe. Fragt man solche Patienten, wie es ihnen geht, antworten sie in der Regel mit „Mir geht's gut", „Alles ist in Ordnung", oder ähnlichem. Wenn man von diesen Menschen eine solche Antwort erhält, spürt man, dass sie es ernst meinen und nicht nur etwas sagen, um den Fragenden zu beruhigen oder ihre Ruhe zu haben. Für mich ist es wie ein Geschenk, solche Menschen in ihren letzten Wochen, Tagen oder Stunden begleiten zu dürfen.

Frau W. – Sie strahlte Ruhe und Liebe aus

Frau W. litt an einem Gehirntumor und musste aufgrund dieser Erkrankung mit verschiedenen körperlichen Einschränkungen zurechtkommen. Sie konnte nicht mehr sehen wie früher, denn ihr Gesichtsfeld war stark eingeschränkt und sie litt, ähnlich wie nach einem Schlaganfall, an einer Halbseitenlähmung. Als sie zu uns auf die Station kam, war sie teilweise selbständig. Wir unterstützten sie bei der Körperpflege, mobilisierten sie täglich und bereiteten ihre Speisen vor, die sie meist ohne Hilfe zu sich nehmen konnte. Der Tumor bereitete Frau W. keine Schmerzen und ihr Gesundheitszustand war wochenlang stabil. Wir betreuten sie bis zu ihrem Tod knapp über drei Monate.

Frau W. war eine rund 70-jährige, sehr liebenswerte Frau, die bei uns niemals klagte. Wann immer wir sie fragten, wie es ihr geht, sagte sie „gut" oder ähnliches. Sie war bis kurz vor ihrem Tod fast immer gut gelaunt, oft sogar fröhlich, lächelte meist, wirkte ausgeglichen und hatte sich mit ihrer Erkrankung arrangiert, diese anscheinend angenommen. Frau F. erzählte gerne von früher, als sie noch berufstätig gewesen war. Ebenso gerne wie sie aus ihrem Leben erzählte, wollte sie Anteil am Leben von uns Schwestern nehmen. Sie ließ sich gerne aus unserem Berufs- oder auch Privatleben erzählen, merkte sich alles, was wir ihr erzählten, und fragte dann, wie es uns geht, ob alles in Ordnung sei, manchmal war sie regelrecht besorgt um uns, weil wir nach ihrer Ansicht so schwere Arbeit zu leisten hatten.

Frau W. erhielt häufig Besuch von Verwandten und Freunden. Ich hatte den Eindruck, dass sie von all diesen Menschen wirklich geschätzt und geliebt wurde. Auch wir Schwestern schätzten, bewunderten und mochten diese starke Frau sehr gerne.

Sie wurde erst wenige Tage vor ihrem Tod bettlägerig und vollständig pflegebedürftig, aber selbst in diesen Tagen, ihren letzten, wirkte sie ruhig und war geduldig. Noch immer strahlte sie diese unglaubliche Ruhe und Bescheidenheit aus. Sie ließ sich mehrmals täglich, ohne jemals zu klagen, von uns waschen und lagern – das war nötig, da sie durch ihre Erkrankung extrem stark schwitzte. Wir durften ihr beim Essen behilflich sein und ihr, da sie inzwischen fast vollständig erblindet war, vorlesen. Nach wenigen Tagen war es ihr vergönnt, diese Welt ruhig und friedlich zu verlassen.

Die Liebe zählt
Wenn alles zerbricht, die Freude, die Träume,
das gemeinsame Leben ...
Dann zählt das, was wirklich wichtig war:
die Liebe, die wir einander schenkten.[98]

Als Begleiterin beeindruckte es mich immer wieder, wie ruhig und gelassen Frau W. trotz ihrer schweren Krankheit wirkte. Sie wusste, dass sie bald sterben würde, zeigte aber weder Angst, noch Trauer oder Hoffnungslosigkeit. Sie war eine bescheidene Frau, die uns Schwestern nicht zur Last fallen wollte. Selbst als sich ihr Zustand verschlechterte, sie das Bett nicht mehr verlassen konnte und inzwischen fast blind war, verlor sie ihre liebenswerte Art nicht. Sie war niemals ungeduldig oder unfreundlich zu uns Schwestern. Frau W. war ein ganz besonderer Mensch und es war für uns Schwestern eine Freude und eine Ehre, sie begleiten zu dürfen. Sie diente, denke ich, uns allen als Lehrmeisterin, denn sie war mutig, ehrlich, sanft, voller Liebe und Achtung gegenüber anderen Menschen und auch Tieren, sie hatte Humor, war intelligent, eine starke Persönlichkeit und sie war auch unglaublich tapfer. Ich bin sehr dankbar, dass ich sie kennen lernen und begleiten durfte.

Wenn der Kranke Zeit genug hat und nicht plötzlich stirbt, wenn er Hilfe zur Überwindung der ersten Phasen fand, erreicht er sein Stadium, in dem er sein „Schicksal" nicht mehr niedergeschlagen und zornig hinnimmt. Er hat seine Emotionen aussprechen dürfen, Neid auf die Lebenden und Gesunden, Zorn auf alle, die ihren Tod nicht so nahe vor sich sehen. Er hat den drohenden Verlust so vieler geliebten Menschen und Orte bedauert, und nun sieht er seinem Ende mit mehr oder weniger Erwartung entgegen. Er ist müde, meistens sehr schwach und hat das Bedürfnis, oft und in kurzen Intervallen zu dösen oder zu schlafen. Es ist ein anderer Schlaf als in der Zeit der Depression, er dient jetzt nicht zum Atemholen zwischen den Schmerzanfällen, ist kein Ausweichen und keine Erholungspause mehr; sondern nun wächst allmählich das Bedürfnis, die Stunden des Schlafes auszudehnen wie bei Neugeborenen, nur mit umgekehrtem Sinn. Diese Phase bedeutet nicht ein resigniertes und hoffnungsloses „Aufgeben" im Sinne von „wozu denn auch" oder „ich kann jetzt nicht mehr kämpfen". Die Phase der Einwilligung darf nicht als ein glücklicher Zustand verstanden werden: Sie ist frei von Gefühlen. Der Schmerz scheint vergangen, der Kampf ist vorbei, nun kommt die Zeit der „letzten Ruhe vor der langen Reise", wie ein Patient es ausdrückte.[99]

Frau S. – Ein ganz spezieller Segen

Frau S. verstarb 81-jährig an Krebs, nachdem sie etwa eineinhalb Monate lang auf unserer Station betreut wurde. Ich weiß noch, dass sie selbst lange Zeit als Krankenschwester gearbeitet hatte, ein sehr sympathischer, angenehm ruhiger, sehr liebenswerter und bescheidener Mensch war. Sie strahlte für mein Empfinden Güte und Harmonie mit sich und der Welt aus. Ihre schwere Krankheit ertrug sie still, geduldig und ohne zu klagen. Frau S. war aufgrund ihrer ganzen Lebenseinstellung und ihrer liebenswerten Art eine, wie wir Schwestern das nennen, sehr „angenehme" Patientin. Die Übernahme ihrer Pflege gehörte regelmäßig zu meinen Aufgaben. Ich betrachtete gerne ihr liebes Gesicht, das voller Falten war, ihre sanften Augen, die soviel Liebe und Verständnis ausstrahlten und ihre immer noch sehr stolze und aufrechte Körperhaltung. Ich hörte auch gerne ihre sanfte, angenehme Stimme, mit der sie spannende und interessante Geschichten erzählen konnte. Manchmal erzählte sie mir von früher, als sie selbst noch als Krankenschwester gearbeitet hatte. Sie wollte auch vieles von mir wissen und fragte mich manchmal, wie ich mich fühle. Diese Frage wird Krankenschwestern nur selten von Patienten gestellt, denn die meisten sind zu tief in ihr Leid verstrickt. Frau S. war eine gläubige Christin und so manches Mal, wenn ich mit dem Kopf über ihren liegenden Körper gebeugt vor ihr stand, während ich sie pflegte, berührte sie mit ihren Händen sanft meinen Kopf und segnete mich mit Worten, so in der Art wie: „Gott beschütze sie" oder „Gott segne sie". Dies war beim ersten Mal für mich so ungewöhnlich, dass ich gar nicht wusste, wie ich reagieren sollte. Bald aber hatte ich mich so sehr an diese liebevolle Geste gewöhnt, dass ich förmlich darauf wartete. Meist erhielt ich diesen ganz persönlichen Segen kurz bevor ich die Pflegetätigkeit beendet hatte. Sie segnete mich in jedem meiner Dienste, solange bis sie verstarb.

Grenzen sind gefallen,
Raum und Zeit zählen nicht mehr.
Der Mensch, der zu uns gehörte,
ist nicht mehr an unserer Seite.
Aber da ist seine Liebe,

die uns begleitet und beschützt,
die uns umarmt und tröstet
und die für immer bei uns bleibt.[100]

Ich denke auch heute noch manchmal an Frau S. zurück, denn einerseits erinnerten mich ihre wunderbare Art und auch ihr Aussehen sehr an meine innig geliebte Oma, andererseits war diese Frau auch eine Lehrmeisterin für mich gewesen. Für den Fall, dass ich jemals so schwer krank sein sollte, würde ich mir wünschen, diesem Schicksal mit ebensoviel Kraft, Stärke, Würde, Demut und Mut gegenüberzustehen. Vielleicht gelingt es mir im Alter auch einmal, meinen Mitmenschen soviel Liebe, Achtung, Interesse, Sanftmut und Wahrhaftigkeit vermitteln zu können, wie Frau S. es getan hat.

Es wäre nach meinem Empfinden wunderbar, wenn es jedem Sterbenden möglich wäre, diese Phase der Zustimmung zu erlangen. Leider ist das nach meinen Erfahrungen offensichtlich nicht so. Wir haben bei uns im Hospiz auch schon Menschen begleitet, die in den letzten Wochen oder Tagen vor ihrem Tod anscheinend kaum wirklich zur Ruhe kamen, weder physisch noch psychisch. Manche Sterbende wirken bis unmittelbar vor ihrem Tod unruhig, hektisch, nervös, manche erscheinen irgendwie „getrieben" oder auch ängstlich. Diese Menschen sind manchmal weder durch die Anwesenheit ihrer Lieben oder von uns Schwestern, noch durch Medikamente zur Ruhe zu bringen. Sie können häufig nicht einmal im Schlaf richtig tief entspannen. Erlebt man solche Situationen als Pflegende kann es durchaus sein, dass man sich hilflos oder überfordert fühlt oder auch an seine Grenzen gebracht wird. Besonders in solchen Situationen ist ein gutes Team enorm wichtig. Bei der Betreuung dieser Patienten braucht man Kraft, Ausdauer und Geduld, muss sich viel Zeit nehmen und mit allen zur Verfügung stehenden Möglichkeiten arbeiten. Wir schöpfen in solchen Fällen unser ganzes Spektrum an Wissen und Können aus, das unser Team zu bieten hat. Wir arbeiten mit sanften Massagen, gedämpftem Licht, Düften, Gesprächen, Stille oder Entspannungsmusik, ätherischen Ölen, alternativen Angeboten wie Energiearbeit oder Klangmassagen, organisieren Unterstützung durch unsere ehrenamtlichen Mitarbeiter oder, wenn gewünscht, religiösen Beistand und werden bei all unseren Bemühungen liebevoll von unserer Ärztin unterstützt. Manche unserer Patienten sind durch liebevolle Begleitung in der Lage, über ihre Gefühle zu sprechen, ihre Ängste und Sorgen in Worte zu kleiden, andere können oder wollen das nicht.

Ich treffe im Hospiz immer wieder auf Menschen, die lange oder auch gar nicht in der Lage sind, ihr Schicksal, die todbringende Erkrankung und somit ihre „Endlichkeit" anzunehmen. Als Begleiterin Sterbender treffe ich immer wieder Patienten, die sich als „zu jung zum Sterben" empfinden. Ich kann dieses Gefühl einerseits gut verstehen. Ich selbst bin noch nicht einmal 50 und fühle mich wesentlich jünger. Müsste ich jetzt sterben, würde ich mich vielleicht auch als „zu jung zum Sterben" empfinden. Wer aber ist andererseits „alt genug" zum Sterben? Sind das „alte" Menschen? Ab wann ist man denn ein „alter Mensch"? Das mit dem Alter ist bekanntlich so eine Sache: für einen 10jährigen ist ein 20jähriger ein steinalter „Grufti", einem 20jährigen erscheint ein 30- oder 40jähriger „uralt". Menschen mit 40, 50 oder 60 Jahren fühlen sich heutzutage oft jung, attraktiv, topfit und agil und verschwenden keinen Gedanken an Krankheit oder Tod. Ist man dann vielleicht mit 70. 80, 90 Jahren „alt genug" zum Sterben? Es gibt aber auch Menschen mit 90 oder mehr Lebensjahren, die noch flink durch die Gegend laufen, ihr Leben wunderbar allein meistern, gesund und aktiv sind. Würden sie sterben, würden wir es bestimmt eher als richtig empfinden, denn sie haben immerhin, wie wir das so schön nennen, „ihr Leben gelebt". Ich habe aber auch schon sehr alte Menschen gepflegt, die sich „immer noch als zu jung zum Sterben" empfanden.

Es gibt ganz einfach kein „richtiges Alter" zum Sterben, aber die meisten von uns erwarten wohl ein langes, gesundes Leben, das in einem sorglosen Lebensabend mündet. Durch die Medien und die moderne Unterhaltungsindustrie scheint der Tod allgegenwärtig zu sein. Er ist steuerbar und auf Knopfdruck produzierbar. Wir nehmen ihn zur Kenntnis, aber es ist immer der Tod anderer – uns selbst betrifft er nicht. Aber Sterben kann Menschen in jedem Alter, von Geburt an, betreffen, und es lässt sich von ärztlicher Seite auch nicht immer verhindern. Nach meinen Erfahrungen kommt der Tod in fast allen Fällen „zu früh" – unabhängig davon, wie alt der Patient ist.

Frau F. – „Ich will noch nicht sterben"

Frau F. war Anfang 40, geschieden und Mutter eines etwa 18jährigen Sohnes. Sie war eine ziemlich große, sehr schlanke und feingliedrige Frau. Sie wirkte auf Fotos, die sie noch bei bester Gesundheit zeigten, trotz ihrer etwas überdurchschnittlichen Körpergröße fast zierlich und auch zerbrechlich. Sie hatte wunderschönes, dunkles, langes Haar und ein sehr zartes, mädchenhaftes Gesicht.
Jetzt, als sie zu uns ins Hospiz kam, litt sie an Krebs in Endstadium. Die Krankheit hatte sie noch schmaler und zerbrechlicher gemacht. Ihr Gesicht und ihr Körper wirkten inzwischen durch die Krebserkrankung ausgezehrt und hager. Die Patientin war schwach und oft müde. Sie konnte das Bett nicht mehr verlassen. Ich war an manchen Tagen für ihre Pflege zuständig und so lernten wir uns rasch kennen. Da wir beide Mütter fast gleich alter Söhne waren, hatten wir uns immer viel zu erzählen. Frau F. erzählte voller Leidenschaft und Stolz von ihrem Sohn, den sie tief und innig liebte. Sie erzählte auch von ihrer gescheiterten Ehe und ihrem geschiedenen Mann, der sie manchmal hier besuchte und von ihrem früheren Leben, als sie noch gesund war. Manchmal führten wir sehr ernste Gespräche, in denen es um die schwere Krankheit mit all ihren Symptomen und auch um das bevorstehe Sterben ging. Frau F. stellte sich und mir auch manchmal die Fragen nach dem Warum. Warum ich, warum jetzt, warum gerade diese Krankheit, warum muss ich so früh sterben, warum kann ich nicht wieder gesund werden? Es gab viele unbeantwortbare Warum-Fragen im Leben von Frau F. Es fiel dieser Patientin sehr schwer zu akzeptieren, dass sie bald sterben würde. Nach ihrem Empfinden stand sie aufgrund ihres Alters gerade in der Mitte ihres Lebens, ihre Krankheit sagte allerdings in sehr deutlicher Sprache etwas ganz anderes – der Tod war schon sehr nahe. Mehrmals sagte Frau F. zu mir, dass sie viel zu jung zum Sterben sei und ihr Sohn noch nicht erwachsen genug wäre, um jetzt schon ohne ihre mütterliche Unterstützung leben zu können. Wäre es ihr möglich gewesen, so hätte sie wohl alles dafür getan, um ihrem Sohn den zu frühen Tod der Mutter zu ersparen. Ich konnte all diese Ängste und Sorgen sehr gut verstehen. Wäre ich in einer vergleichbaren Situation, würde ich vermutlich ähnlich empfinden. Auch mir wurde es bestimmt sehr schwer fallen, meine Kinder zurückzulassen, obwohl sie längst erwachsen sind.

Ich konnte meiner Patientin weder ihre unheilbare Erkrankung noch all ihre Ängste abnehmen, aber ich konnte ihr versichern, dass wir, meine Kolleginnen und ich, sie nicht mit ihrer Angst allein lassen würden. Ich denke, sie wusste, dass sie uns vertrauen konnte, daher konnte sie auch so offen über all ihre Ängste, Sorgen und Befürchtungen sprechen.

An manchen Tagen und Abenden saß ich am Bett von Frau F. und war ihr behilflich beim Frisieren ihrer dunklen Haarpracht. Hin und wieder sagte sie zu mir, ich solle ihr Haar bürsten. Dann lag sie da, mit geschlossenen Augen, minutenlang, und genoss die sanften Kopfmassagen beim Bürsten. Es gab auch Zeiten, in denen ich schweigend an ihrem Bett saß und sie meine Hand hielt, manchmal hörten wir gemeinsam ihre Lieblingsmusik oder plauderten und manchmal, wenn sie es sich wünschte und ich genügend Zeit hatte, machte ich ihr eine entspannende Klangmassage. Abends kam meistens ihr Sohn zu Besuch, darauf freute sich Frau F. immer sehr. Die beiden hatten viel zu besprechen und verbrachten wertvolle Zeit miteinander. Die Stunden mit ihrem Sohn genoss Frau F. sichtlich.

Es gab immer wieder Tage, an denen sie sehr traurig über ihr Schicksal war – traurig, weil sie todkrank war und traurig, weil sie wusste, dass sie nie mehr nach Hause gehen konnte. Sie erzählte an einigen Tagen davon, was sie alles tun würde, wenn sie noch gesund wäre und wurde dadurch meist noch trauriger, weil sie all diese Dinge nun nicht mehr erleben konnte. Zu manchen Zeiten war sie auch wütend, weil gerade sie an dieser schweren Erkrankung litt und dann fand sie es ungerecht, dass so viele andere Menschen gesund sind. Letztendlich ging es immer wieder um die Frage nach dem Warum. Frau F. machte sich auch meistens große Sorgen um ihren Sohn, den sie nicht verlassen wollte. Sie wollte so gerne sein Leben miterleben und vielleicht in absehbarer Zeit Oma werden. Gleichzeitig wusste sie, dass sie all das nicht mehr erleben würde. Um sie ein wenig zu trösten, sagte ich ihr oft, dass ich sie für eine sehr gute Mutter hielt, denn wenn man ihren Sohn kannte, war eines klar – er hatte ganz bestimmt eine liebevolle Erziehung genossen.

Je näher der Tod auf Frau F. zukam, desto müder und stiller wurde sie. Sie schlief jetzt häufig auch tagsüber. In der Nacht, als sie schließlich verstarb, wünschte sie sich von mir, dass ich mit meinen Klangschalen zu ihr ins Zimmer kommen sollte. Ich erfüllte ihr diesen Wunsch und machte ihr die letzte Klangmassage ihres Lebens. Frau F. lag auf dem Rücken, ganz entspannt, ohne Schmerzen, mit einem sanften Lächeln auf den Lippen und eingehüllt in die wunderbaren, harmonischen Klänge der Schalen. Nur wenig später verstarb sie, ganz ruhig und friedlich.

> *Schöne Tage – nicht weinen, dass sie vergangen,*
> *sondern lächeln, dass sie gewesen.*
>
> Rabindranath Tagore (1861-1941)

Sterbende Menschen stellen sich und den Menschen in ihrer Umgebung häufig viele Fragen. Die Frage nach dem Warum ist wohl eine jener Fragen, die sich alle schwerkranken Menschen im Lauf ihrer Erkrankung stellen.

Ich habe mir im Lauf meines Lebens mein eigenes Bild vom Sinn des Lebens und des Sterbens gemacht. Meine Antworten sind aber nur für mich passend, ich kann und will sie niemandem aufdrängen. Werden mir im Zuge der Begleitung von Patienten Fragen nach dem Sinn von Krankheit, Schmerz, Leid und Tod gestellt, so kann ich den Fragenden nur sagen, was ich selbst glaube. Denn es gibt im Bereich des Sterbens nun einmal keine für alle Menschen richtigen oder stimmigen Antworten, keine einzig richtige Wahrheit. Jeder Mensch muss letztendlich wohl die für ihn passenden Antworten suchen, dabei können wir Begleiter nur unterstützend zur Seite stehen, wenn das der Patient wünscht. Vielen Patienten hilft in dieser Zeit der Glaube an Gott, an Vergebung, Erlösung und den Himmel, daher ist es für manche Patienten hilfreich, all ihre Fragen mit einem Priester zu besprechen.

Das „schwarze Loch"

Ich denke gerade rund 12 Jahre zurück. Damals habe ich auf einer geriatrischen Frauenstation gearbeitet. Auch in dieser Zeit habe ich viele sterbende Menschen betreut, aber das war ganz anders als hier im Hospiz. Auf der geriatrischen Station verstarben alte Damen, die manchmal schon sehr lange bei uns waren. Die meisten unserer Patientinnen waren über 75 Jahre alt. Das Pflegeheim war ihr Zuhause geworden und wir Schwestern waren für viele von ihnen, so sagten sie oft, wie ihre Kinder. Fast alle Patientinnen starben in hohem Alter und nicht wie im Hospiz aufgrund unheilbarer Erkrankung.

Damals lebte auf dieser Station auch eine etwa 84jährige, noch sehr attraktive und geistig rege Dame mit schneeweißem Haar. An ihren Namen kann ich mich nicht mehr erinnern, aber ich weiß noch, dass sie ein ganz besonders liebes Gesicht hatte, Liebe, Güte und Verständnis ausstrahlte und ich sie sehr gerne mochte. Eines Tages saß diese alte Dame in der Badewanne und ich wusch ihren Rücken. Die Patientin wusste damals, dass sie wohl bald sterben würde, denn sie hatte große gesundheitliche Probleme. Plötzlich fragte sie mich, wie ich mir das Sterben und den Tod vorstellen würde. Also begannen wir, mitten im Badezimmer während eines Vollbades, auf Wunsch der Patientin über meine Vorstellungen von Sterben und Tod zu sprechen. Ich erzählte, dass ich davon überzeugt bin, dass jeder Mensch beim Sterben von Engeln oder bereits verstorbenen Menschen, die einem in diesem Leben viel bedeutet hatten, abgeholt und mit ihnen ins Licht gehen würde. Ich erzählte davon, wie ich mir das „Drüben" vorstelle, nämlich voller wunderbarer Farben, Düfte und Klänge und vor allem voller Liebe, Wärme und Frieden. Ich sprach auch davon, dass ich an Wiedergeburt glaube, vorausgesetzt die heimgekehrte Seele entscheidet sich dafür, hier – auf dieser Erde – nochmals „in die Schule zu gehen". Im Eifer des Gefechts sagte ich auch, dass ich weder an eine Hölle noch an das Fegefeuer, und somit auch nicht an einen strafenden Gott glaube. Die Patientin hörte mir ganz offensichtlich sehr interessiert zu und wollte nicht, dass ich aufhöre, von meinen Vorstellungen zu sprechen. Erst wenn ich ihr alles erzählt hätte, woran ich glaubte, wollte sie mir sagen, wie ihre Vorstellungen vom Tod wären. Inzwischen war ich schon sehr neugierig geworden, zu erfahren, ob meine Patientin wohl ähnlich dachte wie ich. Endlich begann auch sie zu reden, aber zu meiner großen Verwunderung war ihre Vorstellung von Sterben und Tod in wenigen Worten erzählt. Die alte Dame glaubte, dass Sterben wie Einschlafen ist und danach wäre dann ganz einfach nichts mehr. „Aus und vorbei, alles nur noch schwarz" – so sagte sie, wenn ich mich richtig erinnere. Auch der Begriff „wie ein schwarzes Loch" fiel.

Nachdem das inzwischen doch etwas lange Vollbad beendet war, brachte ich die alte Dame in ihr Zimmer zurück. Dort unterhielten wir uns noch eine Weile. Sie sagte mir, dass sie noch nie darüber nachgedacht hatte, dass Sterben vielleicht anders als nur „schwarz" und der Tod anders als „ein schwarzes Loch" sein könnten. Sie meinte, sie sei mir sehr dankbar, weil ich ihr so offen über meine Vorstellungen vom Sterben und vom „Drüben" erzählt hatte. Sie wollte, so sagte sie, über all das nachdenken, was ich gesagt hatte. Ich bot ihr an, ihr ein Buch über Nahtoderfahrungen zu borgen, damit sie die interessanten Berichte vieler Menschen selbst lesen könnte. Dieses Angebot nahm die alte Dame gerne an, also brachte ich ihr in meinem nächsten Dienst das Buch mit. Zuhause hatte ich noch lange über dieses so unerwartete Gespräch nachgedacht und das sagte ich der Patientin auch, als ich ihr das Buch an einem der nächsten Tage brachte. Ich sprach mit ihr darüber, dass ich es ziemlich schlimm und fast ein bisschen deprimierend fände, wie sie sich das Sterben vorstellte, und dass es mir mit ihrer Vorstellung so erginge, wie ihr mit meiner. Ich wäre vorher nicht auf die Idee gekommen, mir den Tod als schwarzes Loch vorzustellen. Ich fragte sie, was sie daran hindern würde, sich Sterben als wunderbares, friedliches Geschehen und Totsein als etwas Schönes vorzustellen. Schließlich schade man mit einem solchen Glauben weder sich selbst noch jemandem anderen. Und sollte Sterben doch nur „schwarz" sein, dann wäre es schließlich auch egal, denn dann wüsste man sowieso nicht mehr, woran man zuvor geglaubt hätte. Die alte Dame lächelte mich an und meinte, dass ich eigentlich recht hätte. Schaden könnte ein Glauben wie der meine bestimmt nicht. Sie wollte sich das alles noch einmal durch den Kopf gehen lassen und mir in ein paar Tagen, nach meinem Urlaub, erzählen, für welche Vorstellung vom Tod sie sich entschieden hätte. Leider sollte ich nicht mehr erfahren, für welches Bild vom Tod sich diese so liebenswerte alte Dame entschieden hatte, denn als ich das nächste Mal Dienst hatte, war sie bereits verstorben. Ich wünschte mir für sie, dass sie jetzt in einer wunderbaren, friedlichen, strahlenden Welt wäre – und nicht in einem schwarzen Loch.

Ein Patient ist verstorben

Verstirbt einer unserer Patienten, nehmen wir Schwestern, jede auf ihre Art, Abschied von diesem Menschen. Manchmal sitzen wir noch eine Weile an seinem Bett, manche von uns sprechen ein stilles Gebet. Wir lagern den Körper des Verstorbenen ein letztes Mal bequem, öffnen das Fenster und zünden Kerzen oder eine Duftlampe an. Wir stehen den Angehörigen bei, wenn sie dies wünschen, geben ihnen soviel Zeit für den Abschied, wie sie brauchen und erteilen notwendige Auskünfte. Wenn ein Patient nicht im Beisein seiner Angehörigen verstorben ist, verständigen wir diese und sie können entscheiden, ob sie noch einmal auf die Station kommen wollen, um den Verstorbenen zu sehen. Nach jedem Todesfall beginnt die übliche und notwendige Routine. Wir melden den Todesfall bei der für unser Haus zuständigen Bestattung, diese verständigt den diensthabenden Amtsarzt, der dann auf die Station kommt und die so genannte „Totenbeschau" durchführt. Danach stellt er die nötigen Papiere für die Behörde aus.

Es ist Aufgabe der Pflegenden, den Zeitpunkt des Todes zu vermerken. Hiermit ist der Zeitpunkt gemeint, an dem Atmung und Herzschlag aufhörten bzw. nicht mehr wahrnehmbar waren. Der Tod ist dann durch einen Arzt festzustellen und schriftlich zu dokumentieren.[101]

Die persönlichen Sachen des Patienten werden eingepackt, damit sie später von den Angehörigen abgeholt werden können. Wenn das Zimmer leer ist, wird es gründlich gereinigt und für die nächste Aufnahme vorbereitet. Jede Hospizschwester kennt diese Abläufe gut, denn wir erleben sie oft. Sie sind Teil unseres Berufes. Wir betreuen schwerkranke Menschen und ihre Angehörigen, die Patienten versterben bei uns, und bald darauf nehmen wir einen anderen, sterbenskranken Patienten auf. So ist der Ablauf in einem Hospiz.

Kapitel 6

Lebens- und Sterbebegleitung

Ein Traum ...

*Ein Traum, ein Traum ist unser Leben
auf Erden hier.
Wie Schatten auf den Wogen schweben
und schwinden wir
und messen unsre trägen Tritte
nach Raum und Zeit.
Und sind (und wissen's nicht) in Mitte
der Ewigkeit.*

Johann Gottfried Herder (1744-1803)
1. Strophe aus „Amor und Psyche auf einem Grabmal"

Jeder kann Sterbende begleiten

Jeder Mensch kann, vorausgesetzt er möchte das auch, einen anderen bei seinem Sterben begleiten. Früher, als noch viel mehr Menschen als heute zuhause verstarben, war diese Aufgabe sogar eine Selbstverständlichkeit innerhalb der Familienverbände. Allerdings haben sich die Zeiten gewandelt. Das Sterben hat sich inzwischen zum großen Teil in Institutionen des Gesundheitswesens verlagert und wurde zu einem Tabuthema in unserer modernen Gesellschaft.

Pflegt jemand einen Angehörigen während einer schweren Krankheit zuhause, so kann er, wenn er es so will und es die Umstände erlauben, diesen Kranken in seinem gewohnten Umfeld bis zu seinem Tod pflegen und begleiten und er wird es bestimmt gut und richtig machen, ohne jemals einen Kurs für Sterbebegleitung belegt zu haben. Einen geliebten Menschen, egal ob zuhause, im Krankenhaus oder vielleicht in einem Pflegeheim auf seiner letzten Wegstrecke zu begleiten, erfordert für Angehörige keine speziellen Kenntnisse, denn dieses Abschiednehmen ist ein meist zwar sehr schmerzvolles Geschehen, aber gleichzeitig ein gemeinsames Erleben, das von Herzen kommt und von Liebe getragen wird. Als Angehöriger hält man diese außergewöhnliche Situation aus, weil man dem geliebten Menschen beistehen will und gibt sein Bestes.

Frau K. – Immer ein Lächeln auf den Lippen

Frau K. war etwa zwei Monate bei uns im Hospiz, bevor sie starb. Sie war rund 70 Jahre alt und in ihren Knochen wuchsen so viele Metastasen, dass sie nur noch liegen konnte. Trotz der Schwere ihrer Erkrankung war sie, zumindest solange sie unsere Patientin war, bis auf wenige Tage unmittelbar vor ihrem Sterben immer fröhlich und gut gelaunt. Sie strahlte oft über das ganze Gesicht, wenn man ihr Zimmer betrat. Wenn ich sie lächeln sah, hatte ich das Gefühl, die Sonne würde aufgehen. Frau K. war keine anspruchsvolle Patientin, hatte kaum Sonderwünsche und freute sich immer, wenn eine von uns Schwestern zu ihr kam. Ich habe sie einmal gefragt, wie sie es schaffte, trotz ihrer Erkrankung, die sie fast bewegungslos gemacht hatte, immer so fröhlich zu sein. Sie sagte mir: „Ach wissen sie, es gibt so viele Menschen, die noch viel schlimmer dran sind als ich." Ich fragte sie, wer denn alles viel schlimmer dran wäre als sie, und da meinte sie, „Na z. B. Blinde oder Leute mit starken Schmerzen." Ich fand das sehr beeindruckend, denn wenn ich mir vorstellte, was es für mich bedeuten würde, monatelang fast bewegungslos in einem Bett liegen zu müssen, würde ich vermutlich verzweifeln und täglich mit meinem Schicksal hadern. Ich wäre bestimmt keine so fröhliche Patientin, sondern würde vielleicht alle Schwestern und meine Angehörigen nerven. Frau K. aber nahm ihr Schicksal nicht nur gelassen hin, sie ertrug es mit dieser unglaublichen Fröhlichkeit, die aber niemals gespielt wirkte. Da sie so eine Frohnatur war, und ihr Lachen sehr ansteckend auf uns wirkte, hielten wir uns sehr gerne in ihrem Zimmer auf. Oft trafen wir auch die Schwester von Frau K. an, die die schwerkranke Frau mit großer Liebe und Hingabe begleitete und sie täglich besuchte. Ich habe oft mit diesen beiden so liebenswerten und fast immer fröhlichen Frauen geplaudert. Wir taten unser Bestes, um das Leben von Frau K. so angenehm und abwechslungsreich wie möglich zu gestalten. Erst wenige Tage vor ihrem Tod änderte sich das Verhalten der Patientin. Sie wurde plötzlich von vielen Ängsten geplagt und sah Dinge, die wir Schwestern nicht wahrnehmen konnten. Wir begleiteten Frau K. liebevoll, und es war ihr schließlich vergönnt, einen ganz ruhigen Tod zu sterben.

Die Kraft des Herzens
Nur die Liebe mag jene Brücke zu bauen, die alles überwindet.
Nur sie vermag Trauer und Schmerz, Erinnerung und Dankbarkeit
in unserem Herzen so zu verbinden,
dass daraus jene stille Kraft erwachsen kann,
die uns zu neuer Lebenshoffnung führt.[102]

Noch heute, wenn ich an Frau K. zurückdenke, sehe ich ihr fröhliches Lächeln vor mir und höre ihre angenehm weiche Stimme. Sie war, genauso wie ihre Schwester, die sie so geduldig und liebevoll begleitete, eine ganz besondere Frau.

Sterbende Menschen während der Ausübung seines Berufes als Arzt oder Krankenschwester zu begleiten, kann, je nach Arbeitsbereich, ein sehr häufiges Miterleben dieses letzten Lebensabschnittes mit sich bringen. Es gibt zwar auch solche Stationen und Bereiche, wo Ärzte und Krankenschwestern kaum mit dem Tod rechnen und ihm nur unvorhergesehen und somit unerwartet begegnen, aber es gibt auch jene Arbeitsbereiche, wo das Pflegepersonal häufig mit sterbenden Menschen konfrontiert ist, und sogar solche, wo Sterben und Tod alltäglich sind. Ein Todesfall auf einer Station, auf der sich Todesfälle normalerweise nicht ereignen, ist für die Betreuer eine ganz andere Erfahrung als in einem Bereich, in dem Sterben „erwartet" wird und oft, vielleicht sogar täglich, geschieht. Mit Sterben und Tod wird beispielsweise in einer Kuranstalt, einer Arztpraxis oder auf einer Geburtshilfestation anders umgegangen als auf einer onkologischen Station, einer geriatrischen Abteilung oder einer Intensivstation.

In dem Buch „Reif werden zum Tode" findet sich die Unterscheidung in zwei Kategorien von Todesfällen: *Es gibt solche Todesfälle, die man erwartet und die Teil der vorausberechneten Ereignisse in einer bestimmten Krankenhausabteilung sind, und dann gibt es jene Todesfälle, die nicht vorhergesagt werden konnten und in solchen Teilen des Krankenhauses stattfinden, in denen der Tod eine Ausnahme und eine Seltenheit ist. Sie „hätten einfach nicht passieren dürfen".*[103]

Wird jemand berufsbedingt oder auch als ehrenamtlicher Mitarbeiter einer Institution häufig mit dem Tod konfrontiert, so ist es – einerseits als Selbstschutz und andererseits, um ein „guter" Begleiter zu werden – erforderlich, sich umfassend mit der Thematik auseinanderzusetzen und sich gewisse Fähigkeiten anzueignen.

Wer genug Kraft und Liebe empfindet, um bei dem Kranken zu sitzen, in dem Schweigen, das über Worte hinausgeht, weiß, dass der Augenblick nicht peinlich oder erschreckend ist, sondern einfach ein friedliches Aufhören der körperlichen Funktionen. Der Anblick eines friedlich sterbenden Menschen erinnert an einen fallenden Stern, an einen unter Millionen Lichtern in einem weiten Himmel; er flackert auf und verschwindet für immer in der endlosen Nacht. Der Therapeut eines sterbenden Patienten wird sich bewusst, wie einmalig jedes Individuum im weiten Meer der Menschlichkeit ist. Wir sehen unsere Grenzen, unsere enge Lebensspanne. Unser Leben währet 70 Jahre und manchmal darüber – doch in dieser kurzen Zeit durchleben wir eine unwiederholbare Biografie, die sich in das Gewebe der menschlichen Geschichte schlingt.[104]

Sterbebegleitung kann, auch wenn die Selbstverständlichkeit dafür abhanden gekommen ist, erlernt werden. Gelungene Sterbebegleitung erfordert aber nicht nur Bereitschaft, sondern auch Übung. Sterbende begleiten soll nur jemand, der sich mit seinem Leben und Tod, mit Verlust und Trauer auseinandergesetzt hat, denn ohne Selbsterfahrung kann die Zuwendung zu anderen kaum gelingen. Sterbebegleiter müssen lernen, auf das Unmögliche zu verzichten und ihren Blick auf das Mögliche richten, nämlich auf das, was dem Sterbenden das Sterben erleichtert. Gelingt ihnen das, verfügen sie über viele Möglichkeiten, ihrer Aufgabe gerecht zu werden. Häufig besteht ein Unterschied zwischen dem, was der Sterbebegleiter theoretisch als beste Sterbebegleitung erkannt hat, und dem, was er am Krankenbett zu tun imstande ist. Er hat beispielsweise gelernt, offen für die Bedürfnisse des Sterbenden zu sein, stattdessen weicht er dem Patienten aber aus. Aus diesem Grund hat das Lernen durch Erfahrung und unter Anleitung von Kollegen, die es verstanden haben, Theorie und Praxis in Einklang zu bringen, große Bedeutung. Der Theologe, Sozial- und Pflegewissenschaftler Andreas Heller meint, dass Sterbebegleiter im Umgang mit sich selbst gütig sein sollen, damit sie auch anderen gütig begegnen können. Er sagt, Sterbebegleiter müssen offen sein für Begegnungen und bereit, sich durch Supervision oder einen eigenen Seelsorger helfen zu lassen. Sterbebegleiter sollen sich in ihrem Fachgebiet (z. B. als Arzt oder Pflegender) sicher und kompetent fühlen und diese Sicherheit an den Sterbenden weitergeben können. Sterbebegleiter werden immer wieder mit Stimmungsschwankungen der Patienten konfrontiert. Sie müssen lernen, diese nicht unreflektiert auf sich zu beziehen, sondern sie aus der Situation des Sterbenden zu verstehen. *Auch der Umgang mit den eigenen Gefühlen ist von Bedeutung. Niemand verlangt von den Helfern, in jeder Lage „professionell unbeteiligt" zu wirken. Im Gegenteil: Sie dürfen ihre Gefühle ausdrücken, sofern sie den Sterbenden nicht belasten, denn kein Patient möchte in einer sterilen, gefühlskalten Umgebung sterben. Deshalb darf die Krankenschwester dem Sterbenden durchaus mitteilen, dass auch sie Angst vor den Schmerzen einer Krebserkrankung hat. Dadurch wird ihre Zusicherung, das Team würde alles tun, um dem Sterbenden Schmerzen zu ersparen, für den Patienten auch glaubwürdiger.*[105]

Die Begleitung sterbender Menschen sollte niemals, weder ehrenamtlich und schon gar nicht hauptberuflich, aus der Motivation der „Selbstbeweihräucherung" heraus getan werden, denn dann tut man sie nicht, um sterbenden Menschen beizustehen, sondern um vor sich selbst oder wem auch immer „gut dazustehen", also um sich und anderen zu „beweisen", was man doch für ein „guter, edler, unverzichtbarer, wunderbarer, wertvoller, selbstloser oder sich aufopfernder Mensch" ist. Wenn ich das sage – und natürlich auch so meine, ist das gar nicht so abwegig, wie es Ihnen vielleicht im ersten Moment erscheint. Vielleicht wird Ihnen klarer, was ich Ihnen mit dieser vielleicht hart anmutenden Aussage vermitteln möchte, wenn Sie den Begriff „Helfersyndrom" – wir beschäftigen uns später noch näher damit – kennen.

Sterbebegleitung = Lebensbegleitung

In Kapitel 4 konnten Sie bereits die Definition für „Stationäres Hospiz" nachlesen: Hospize sind Einrichtungen, in denen Palliativpatienten in ihrer letzten Lebensphase betreut werden, bei denen eine Behandlung im Akutkrankenhaus nicht erforderlich und eine Betreuung zuhause oder in einem Pflegeheim nicht mehr möglich ist. Wir Hospizschwestern gehören also zu jener Berufsgruppe, die sterbende Menschen in ihrer letzten Lebensphase professionell begleitet.

Da ich immer wieder mit den Begriffen „letzte Lebensphase", „Sterbebegleitung" und „Sterbender" konfrontiert werde, habe ich schon so manches Mal darüber nachgedacht, wann denn eigentlich die „letzte Lebensphase" eines Menschen beginnt und ab wann ein lebender Mensch plötzlich ein Sterbender ist. Wie kann man, falls sich diese Fragen nicht beantworten lassen, den richtigen Zeitpunkt finden, an dem Sterbebegleitung beginnen soll? Diese Fragen ergaben sich für mich aufgrund der unglaublichen Vielfalt von Patientenschicksalen, die ich im Lauf der Jahre miterlebt hatte. Einige unserer Patienten waren unheilbar krank, hatten eine sehr begrenzte Lebenserwartung und spazierten trotzdem fast wie Gesunde durch die Station. Sie wurden manchmal erst Stunden oder vielleicht einen oder zwei Tage vor ihrem Tod bettlägerig. Ab wann befinden sich solche Patienten in ihrer letzten Lebensphase? Sind sie erst ab dem Moment, in dem sie ihr Bett nicht mehr verlassen können, Sterbende? Oder waren sie das auch, als sie noch fröhlich über die Gänge marschierten? Andere unserer Patienten waren in so schlechter körperlicher Verfassung, dass wir als Schwestern kaum wussten, wie wir sie berühren sollten, ohne ihnen Schmerzen zuzufügen. Diese Patienten sind doch wohl in ihrer letzten Lebensphase, sterbend? Und dann kam es in manchen Fällen, auch meist überraschend für unser Team, zu einer drastischen Verbesserung des körperlichen Befindens dieser Patienten. Ich habe sogar schon erlebt, dass einige von ihnen, zumindest teilweise, mobil und fast schmerzfrei wurden und manche von ihnen lebten noch wochen- oder sogar monatelang. Befinden sich diese Patienten trotzdem in ihrer letzten Lebensphase? Zählen sie zu den Sterbenden, auch wenn sie sich wieder viel wohler fühlen, vielleicht sogar wieder auf eigenen Füßen herumgehen können? Und wie ist das mit den unzähligen Patienten, die oft jahrelang schwere oder schwerste Pflegefälle sind oder deren Leben von künstlicher Ernährung oder von Maschinen, z. B. Beatmungsmaschinen, abhängig ist? Ab wann beginnt für diese Menschen die letzte Phase ihres Lebens oder ihr Sterben, wenn man bedenkt, dass sie ohne Intensivmedizin, ohne ständige Betreuung oder lebenserhaltende Maschinen gar nicht leben könnten oder anders ausgedrückt, ohne moderne Medizin und/oder Technik bereits verstorben wären?

Ab wann also, frage ich mich, wird ein Patient zu einem Sterbenden? Wird er es in dem Moment, in dem er in die „letzte Lebensphase" eintritt? Aber wann beginnt sie denn, die letzte Phase seines Lebens? Beginnt sie nach dem letzten, erfolglosen Therapieversuch? Beginnt sie ab dem Zeitpunkt, an dem das Wort „unheilbar" fällt? Fängt sie in dem Moment an, in dem der Patient an die lebenserhaltende Maschine angeschlossen wird, die nie wieder ausgeschaltet werden darf? Beginnt die letzte Lebensphase des Patienten dann, wenn Schmerzen oder andere Symptome gehäuft auftreten, sich sein gesundheitlicher Zustand immer mehr verschlechtert und er ohne Medikamente nicht mehr auskommen kann? Beginnt sie vielleicht, wenn sich der Kranke nicht mehr selbst versorgen kann oder bettlägerig wird? Beginnt Sterben etwa mit der Aufnahme in einem Hospiz? Oder beginnt es in dem Moment, in dem der Kranke nicht mehr um sein Leben kämpfen will? Beschäftigt man sich mit den von Sterbeforschern entwickelten Phasenmodellen, so beginnt das Sterben in dem Augenblick, in dem ein Patient vom Arzt erfährt, dass seine Krankheit unheilbar ist. Nach Kübler-Ross erfährt ein Patient seine Diagnose und verleugnet sie im ersten Schock. Diese Phase der Verleugnung ist die erste Sterbephase. Heißt das nun, dass sich jeder Patient bei der Diagnosestellung „unheilbar" automatisch ab diesem Moment in seiner letzten Lebensphase befindet und sein Sterben nun begonnen hat? Bedeutet das, dass all die Kranken, die noch sehr lange Zeit nach der Diagnosestellung leben, sich, vielleicht jahrelang, in ihrer letzten Lebensphase befinden oder nun Sterbende sind?

Durch die moderne Medizin wächst die Gruppe der Patienten, die längere Zeit zwischen Leben und Tod schwebt, z. B. während der Behandlung auf einer Intensivstation oder während einer Chemotherapie. Daneben gibt es viele Menschen, die noch lange Zeit mit der Diagnose einer – zumindest zum jetzigen Zeitpunkt – unheilbaren Erkrankung leben, die vermutlich irgendwann einmal zum Tode führen wird, beispielsweise Patienten mit chronischen Leukämien oder HIV-Infizierte. Diese Patienten befinden sich noch im Vorfeld des eigentlichen Sterbeprozesses. Je nach Persönlichkeit beginnt aber schon jetzt die intensive psychische Auseinandersetzung mit dem drohenden Tod und damit auch das Bedürfnis nach angemessener Unterstützung.[106]

Ich konnte keine überzeugenden Antworten auf die Fragen finden, ab wann Sterben oder die letzte Lebensphase beginnen. Selbst der so oft verwendete Begriff „Sterbebegleitung" lässt sich nicht eindeutig definieren. Dieses Wort sagt nur aus, dass ein Sterbender begleitet wird, aber nicht wie, wo, warum, von wem oder wie lange. Eigentlich müsste ich mich mit solchen oder ähnlichen Fragen gar nicht herumquälen, auch wenn ich sie mehr als spannend finde. Letztendlich sind sie nicht zu beantworten. Was ich weiß ist, dass Sterben natürlicher Bestandteil des Lebens ist und uns ständig in Form vieler kleiner oder auch großer Abschiede begleitet. Und ist es nicht so, dass jeder von uns im nächsten Augenblick tot umfallen oder tödlich verunglücken könnte? Oder aufgrund eines akuten Geschehens plötzlich, von einer Sekunde zur anderen, zu einem Pflegefall werden könnte, unabhängig von seinem Alter? Sind wir daher nicht alle ab dem Zeitpunkt unserer Geburt nicht nur Lebende, sondern auch gleichzeitig Sterbende? Für mich bleibt aufgrund meiner Überlegungen nur eine einzig mögliche Antwort darauf, was Sterbebegleitung ist: Sterbebegleitung ist Lebensbegleitung. In Hospizen beginnt „Lebens- oder Sterbebegleitung" mit der Aufnahme des Patienten. Wenn ich hier von Sterbebegleitung spreche, meine ich also die Begeleitung von Hospizpatienten vom Tag ihrer Aufnahme bis zu ihrem Tod, unabhängig vom momentanen Gesundheitszustand der Patienten und nicht nur die Begleitung eines Patienten in den letzten Minuten seines Lebens.

Professionelle Sterbebegleitung

Voraussetzung für echte „Begleitung" ist, sich innerlich auf das Sterben des Patienten einzulassen.[107]

Professionelle Sterbebegleitung unterscheidet sich im Grunde nicht von der Sterbebegleitung durch ehrenamtliche Mitarbeiter oder Angehörige. Wir Hospizschwestern sind allerdings während unserer gesamten Arbeitszeit ausschließlich von unheilbar kranken, sterbenden Menschen und ihren Angehörigen umgeben, während ehrenamtliche Mitarbeiter meist nur wenige Stunden im Monat in einem Hospiz verbringen. Angehörige, egal ob sie den Sterbenden zuhause pflegen oder ihn im Krankenhaus oder Hospiz besuchen, durchleben die häufig als sehr belastend empfundene Zeit der Begleitung bis zum Tod ihres Lieben und kehren danach wieder in ihr Leben, ihren Alltag zurück, um ihre Trauer zu bewältigen.

Für mein Empfinden liegt genau hier, in der Intensität und vor allem der Häufigkeit des Erlebens, der Unterschied zur „professionellen" Sterbebegleitung. Für uns Krankenschwestern, besonders im Hospizbereich, gehört Sterbebegleitung, genauso wie die Begleitung der Angehörigen, zu unserem Berufsalltag. Für ehrenamtliche Mitarbeiter und Angehörige tut sie das nicht. Selbst Sterbeforscher und andere Berufsgruppen wie Ärzte, Therapeuten, Seelsorger oder Psychologen beschäftigen sich niemals so nahe und so umfassend mit Sterbenden wie Krankenschwestern, denn sie pflegen die Patienten nicht und sie verbringen den Alltag – die letzte Lebensphase – nicht mit ihnen. Sie erleben nur kurze Ausschnitte mit den Sterbenden, meist im Rahmen von Gesprächen. Ich denke, keine andere Berufsgruppe erlebt Sterben so nahe, so intensiv und so häufig wie wir Krankenschwestern. Wir erleben Sterben auch anders als Ärzte – sie sitzen in der Regel selten, viele niemals, am Bett eines schwerkranken, sterbenden Patienten, um seine Hand zu halten oder seine Lippen zu befeuchten.

Meine Überlegungen können in der Folge nur bedeuten, dass die Belastungen, die Sterbebegleitungen unweigerlich mit sich bringen, für uns Krankenschwestern ungleich höher sind als für ehrenamtliche Mitarbeiter, andere Berufsgruppen oder Angehörige, wobei naturgemäß die Belastungen der Vollzeitkräfte die höchsten sind. Ich weiß aus eigener, jahrelanger Erfahrung, was es bedeutet, fast täglich sterbende Menschen zu pflegen und sie und ihre Angehörigen zu begleiten. Es gibt, während wir schwerkranke Menschen in ihrer letzten Lebensphase betreuen, unvergleichliche, unvergessliche, wunderbare und wertvolle Momente, große Lernprozesse und unzählige Gefühle. Die Pflege Sterbender bedeutet für uns Schwestern aber auch körperliche Arbeit und vor allem psychische Belastung. Sie verlangt „Aushalten", „Zulassen", fachliche und menschliche Kompetenz, Verständnis und Geduld, ein gutes Zeitmanagement, ständige Bereitschaft und Präsenz. Die Arbeit in einem Hospiz konfrontiert uns während unseres gesamten Berufsalltages mit todbringenden Krankheiten und all dem damit verbundenen Leid, mit unserer eigenen Endlichkeit, mit ständigem Abschiednehmen, Loslassen und „sich wieder neu einlassen".

Als sensibler, mitfühlender Mensch wird man niemals immun gegen Gefühle, aber der Umgang mit Sterben und Tod kann in einer Institution wie Krankenhaus oder Pflegeheim im Team gemeinsam erfahren und daher eher produktiv verarbeitet werden. Die Konfrontation mit dem Sterben kann das eigene Leben bereichern, denn nirgendwo sonst geht es nach meinen Erfahrungen so sehr um das Leben, wie im Bereich der Sterbebegleitung. Als Begleiter kann man innehalten, fühlen, sich ganzheitlich mit seinem Leben und seiner Endlichkeit auseinandersetzen, Augenblicke kostbar gestalten, die Chance, intensiver und bewusster zu leben, nutzen und erkennen. Leben will gelebt werden – jetzt! Somit beinhaltet Sterbegleitung für uns Begleiter trotz aller Mühen und Belastungen auch ein unglaublich wertvolles Geschenk – die Gelegenheit, den Wert des Lebens zu erkennen und es mit diesem Wissen erfüllend zu gestalten, zu genießen und auch tatsächlich zu „erleben".

Der komplexe Vorgang des Sterbens lässt sich nicht einfach, das wissen wir bereits, in eine Schablone pressen, und so geht jeder Mensch auf seine ganz persönliche Art seinen „letzten Weg". Daher kann professionelle Sterbebegleitung niemals nach starren Regeln verlaufen. Sie lässt sich auch nicht „so nebenher erledigen". Die Begleitung sterbender Menschen ist nach meinem Empfinden, das habe ich bereits erwähnt, kein sachlicher oder professionell unbeteiligter, sondern ein inniger, liebevoller und individueller Akt der Begegnung, des „Miteinanders", der Anteilnahme, des „Daseins" und des „Sich Einlassens". Für uns Hospizschwestern ist Sterbebegleitung aber weder Spiel noch Vergnügen, hat nichts Romantisches an sich, sondern ist Arbeit und kostet Kraft und Energie. Sie verlangt von uns Begleitern Authentizität, Bereitschaft, Respekt, Wertschätzung, Empathie und ein hohes Maß an psychischer und physischer Stabilität. Wir Begleiter müssen sensibel auf Signale achten, die uns Sterbende vermitteln, um auf ihre Bedürfnisse aufmerksam zu machen. Die Signale können verbal oder, nonverbal gesetzt werden und sind häufig verschlüsselt. Sensible Sterbebegleiter reagieren und agieren nach den Bedürfnissen der Sterbenden, denn erfahrungsgemäß „erwählen" Sterbende manchmal ihren Begleiter. Dieser muss bereit sein, die Bedürfnisse des Sterbenden zu erkennen und „sich einzulassen". Um sterbenden Menschen hilfreich zur Seite zu stehen ist es erforderlich, ihnen mit Offenheit und Ehrlichkeit zu begegnen und dabei Hoffnung nicht zu zerstören. Es ist auch sehr wichtig, die eigenen Grenzen zu erkennen und zu akzeptieren.

Frau L. – Eine Herausforderung

An einem trüben Herbsttag kam eine neue Patientin zu uns ins Hospiz. Da ich Hauptdienst hatte, war es meine Aufgabe, Frau L. aufzunehmen. Als sie zu uns kam, war sie in einer sehr schlechten körperlichen und psychischen Verfassung. Sie machte auf mich den Eindruck, als würde sie die nächsten Stunden nicht überleben. Ich kümmerte mich an diesem Tag, ihrem ersten im Hospiz, viele Stunden nur um sie und machte ihr alles so angenehm wie nur möglich. Wahrscheinlich war das der Grund, weswegen ich zu ihrer „Lieblingsschwester" wurde. Frau L. erholte sich überraschenderweise, wie so manch andere Hospizpatienten, sobald sie auf unserer Station war und verstarb mit 51 Jahren rund einen Monat später.

Innerhalb dieses einen Monats zog mich Frau L. zur Klärung sämtlicher anstehender Probleme heran. Ich wurde bei allen pflegerischen, familiären, organisatorischen, finanziellen und sonstigen anfallenden Problemen von ihr um meine Meinung gefragt oder mit Lösungen sozusagen beauftragt. Sie mochte es auch sehr gerne, wenn ich für ihre Pflege zuständig war und integrierte mich so ganz nebenbei fast in ihre Familie. Da ich damals noch nicht lange im Hospiz war, bemerkte ich gar nicht so richtig, wie sehr mich diese Patientin vereinnahmte. Immer wenn ich Dienst hatte, hatte Frau L. spezielle Wünsche, die nur von mir erfüllt werden konnten und somit verbrachte ich sehr viel Zeit mit ihr. Frau L. hatte in ihrem Leben noch eine ganze Menge Aufgaben zu bewältigen, viele Dinge zu klären und musste noch mit einigen Menschen Frieden schließen. Bei all diesen Aufgaben sollte ich behilflich sein und tat dies auch.

Eines Tages machte mich eine liebe Kollegin darauf aufmerksam, dass mich Frau L., wie sie es so dramatisch ausdrückte, bald „mit Haut und Haaren auffressen" würde. Ich war ziemlich schockiert, als ich das hörte. Bei genauerem Hinsehen musste ich aber zugeben, dass meine Kollegin Recht hatte. Ich war zu diesem Zeitpunkt allerdings bereits so verwoben in die Familiengespinste dieser Patientin, dass es für einen Rückzug zu spät war. Wie sollte ich vor der Patientin begründen, dass ich plötzlich nicht mehr so viel Zeit für sie haben würde oder dass sie in Zukunft von einer Kollegin gepflegt werden würde, obwohl ich Dienst hatte? Ich wollte aus dieser Situation lernen und Frau L. weiterhin so betreuen, wie sie es von mir gewohnt war. Schließlich hatte ich diese für mich so fordernde und teilweise auch belastende Situation selbst herbeigeführt, wenn ich dies auch nicht beabsichtigt hatte.

Als ich wieder einmal Nachtdienst hatte, das Zimmer von Frau L. betrat und sie ansah, wusste ich, dass sie in einigen Stunden sterben würde. Ich ahnte auch, dass es in meiner Anwesenheit geschehen würde. Bei dieser Vorstellung wurde mir angst und bange. Wie sollte ich das alleine schaffen? Die ganze Familie war anwesend, jeder wollte Fragen beantwortet haben, erwartete Hilfe und Beistand von mir, und die Patientin klammerte sich förmlich an mich. Trotz allem musste auch diese Nacht überstanden werden. Da ich als Nachtschwester alleine war, war es meine Aufgabe dafür zu sorgen, dass alles so ablief, dass keiner meiner Patienten zu kurz kam. Was sollte ich also tun? Ich sprach zuerst mit den Angehörigen, bewirtete sie mit Kaffee und Getränken und versuchte danach die üblichen Arbeiten auf der Station zu erledigen, wobei ich allerdings häufig durch die Glocke in das Zimmer der Sterbenden gerufen wurde. Durch die ständigen Unterbrechungen stand für mich fest, dass ich dringend Unterstützung brauchte, denn es ging gerade in dieser Nacht auch anderen Patienten nicht so gut, auch sie brauchten mich öfter als sonst.

Ich setzte mich also an den Schreibtisch und telefonierte mit einigen ehrenamtlichen Mitarbeitern. Nach einigen Telefonaten hatte ich endlich jemanden gefunden, der bald kommen konnte und auch einige Stunden Zeit hatte. Ich sagte also den Angehörigen von Frau L., dass bald eine ehrenamtliche Mitarbeiterin eintreffen würde, damit sie Unterstützung erhielten und die Situation nicht alleine aushalten mussten. Bald darauf traf die ehrenamtliche Kollegin auf der Station ein, wir besprachen die Situation kurz, danach begleitete ich sie in das Zimmer von Frau L. Dort stellte sie sich den Angehörigen vor, die sie noch nicht kannte. Was ich zu diesem Zeitpunkt noch nicht wusste war, dass diese ehrenamtliche Mitarbeiterin noch niemals zuvor das Sterben eines Menschen miterlebt hatte. Das erzählte sie mir erst etwas später, als wir eine gemeinsame Kaffeepause machten. Ich musste jetzt also auch noch die Kollegin bei dieser für sie neuen Erfahrung unterstützen und ihr zur Seite stehen. Ich versuchte, meine Aufmerksamkeit gerecht zu verteilen, mich um alle meine Patienten und die anfallenden Routinearbeiten auf der Station zu kümmern und dazwischen die sterbende Frau L., meine ehrenamtliche Kollegin und alle Angehörigen der Sterbenden bestmöglich zu betreuen. So oft es mir möglich war, ging ich in das Zimmer von Frau L. um zu sehen, wie es ihr ging. Sie verstarb schließlich in den frühen Morgenstunden, während ihre Töchter und ich ihre Hände hielten. Es war ihr vergönnt, ganz ruhig einzuschlafen.

> *Ich muss Abschied nehmen. Sagt mir Lebewohl, meine Brüder.*
> *Ich verneige mich vor euch allen, ich nehme Abschied von euch.*
> *Die Schlüssel zu meiner Tür gebe ich zurück,*
> *nichts will ich mehr aus meinem Haus.*
> *Ich bitte nur um eure letzten lieben Worte.*
> *Lange waren wir Nachbarn, aber ich empfing mehr,*
> *als ich geben konnte. Nun hat sich der Tag geneigt.*
> *Die Lampe, die meinen dunklen Winkel erhellte, verlöscht.*
> *Der Ruf ist ergangen. Ich bin zum Aufbruch bereit.*
>
> Rabindranath Tagore (1861-1941)

Ich hatte im vergangenen Monat viel gelernt und begann sofort, es umzusetzen. Seit damals bin ich, zumindest meistens, sehr gut in der Lage, mich ausreichend abzugrenzen. Ich habe gelernt, auch zu meinen Patienten und ihren Angehörigen „Nein" zu sagen, wenn es angebracht ist. Die Erfahrungen mit Frau L. waren für mich sehr wichtig. Ich habe durch sie erkannt, dass Pflege sehr anstrengend und auslaugend sein kann, wenn keine gute Abgrenzung gleich zu Beginn der Schwester-Patient-Beziehung, die in einem Hospiz naturgemäß vermutlich enger als auf anderen Stationen ist, stattfindet. Ich vermute, dass auch viele andere professionell Pflegende manchmal mit ähnlichen Problemen konfrontiert sind. Besonders im Hospizbereich neigen wir, scheinbar eher als in anderen Bereichen der Pflege dazu, „alles" für unsere Patienten tun zu wollen. Schließlich sind sie unheilbar krank und haben nur noch wenig Zeit zum Leben. Diese möchten wir ihnen so schön und angenehm wie nur möglich gestalten. Es muss uns aber klar sein, dass nicht alle Wünsche unserer Patienten oder ihrer Angehörigen erfüllbar sind, vor allem nicht von nur einer Schwester. Dies kann höchstens im Team gelingen und sollte niemals im Alleingang bewältigt werden. Würde man als professionell Pflegende immer so arbeiten, wie ich bei und mit dieser Patientin, käme es bestimmt sehr rasch zu Überforderung und Frustration. Ich weiß, dass ich damals in diesem Fall nicht sehr professionell gehandelt habe, aber schließlich wollte auch die dringend notwendige Abgrenzung durch Erfahrung erlernt werden. Heute weiß ich mit Sicherheit: in meinem Beruf ist Abgrenzung unbedingt notwendig und somit einer der wichtigsten Grundsätze für eine gelungenen Begleitung und eine „gesunde Beziehung" zwischen Pflegenden und Patienten.

Nach meinen Erfahrungen im Hospiz haben wir als professionell Pflegende einen von unserem Glauben, unseren Erfahrungen und Vorstellungen geprägten individuellen Zugang zum Sinn unserer Arbeit, zum Sinn des Lebens, zur Lebensqualität, zum Sinn von Krankheiten, zur Qualität von Pflege, zu Sterben und vom Tod. Wir „basteln" uns sozusagen unser ganz persönliches Weltbild rund um unseren nicht ganz alltäglichen Beruf. Wahrscheinlich wäre unsere Arbeit sonst nur schwer oder auch gar nicht über einen längeren Zeitraum auszuhalten. Wir alle brauchen unseren Glauben, an was oder wen auch immer, und unsere Überzeugungen, um uns daran zu orientieren und festzuhalten. Betreut und begleitet man sterbende Menschen, ist es unvermeidbar, sich auch mit seiner eigenen Endlichkeit auseinandersetzen.

Es kann sehr hart sein, dem Tod ins Gesicht zu sehen, und die Versuchung kann groß sein, vor ihm zu fliehen und der Konfrontation aus dem Wege zu gehen. Aber wenn man den Mut hat, sich ihm zu stellen, wenn er in das eigene Leben tritt, ihn zu akzeptieren als wichtigen und wertvollen Teil des Lebens, dann wird man reifer – gleichgültig, ob es der eigene Tod ist, dem man gegenübersteht, oder der eines zur Pflege anvertrauten oder eines Menschen, den man liebt.[108]

Neben unseren persönlichen Überzeugungen, unserem Glauben, unseren Lebens- und Berufserfahrungen, einer gewissen inneren Stärke und Reife und einer fundierten Ausbildung, brauchen wir unbedingt den Rückhalt in einem guten Team und den Austausch mit verständnisvollen Kollegen. Niemand kann unsere Probleme, Ängste und Befürchtungen so gut verstehen wie sie. Niemand sonst kann unsere Fragen so gut beantworten und niemand sonst hat so viel Verständnis für uns, wenn wir einmal „nicht so gut drauf" sind oder Probleme mit einem Patienten oder einer Situation haben. Gute Kollegen sind durch nichts und niemanden zu ersetzen, sie sind „unbezahlbar". Wem sonst könnten wir von all den Dingen berichten, die wir in unserem Beruf erleben? Wem könnten wir sonst wohl „unser Herz ausschütten"? Wer sonst würde uns, wenn wir es brauchen, auffangen, trösten und wieder aufrichten? Wer außer ihnen kann all das Leid verstehen, von dem wir umgeben sind? Jemandem, der nichts mit Medizin oder Krankenpflege zu tun hat, kann man kaum etwas von unserem Berufsalltag erzählen und schon gar nicht davon, was es bedeutet, fast täglich sterbende Menschen und ihre Angehörigen zu betreuen.

Jede Schwester in unserem kleinen Hospizteam hat also ihre ganz individuelle Art zu pflegen, mit Patienten und Angehörigen umzugehen und ihre eigenen Vorstellungen vom Leben und Sterben eines Menschen. Jede von uns empfindet die Krankheit und das Sterben der uns anvertrauten Patienten auf ihre eigene, ganz individuelle Art und Weise. Die Gefühle und das Empfinden von uns Schwestern bei der Betreuung Sterbender hängen nach meinen Erfahrungen sehr eng mit dem eigenen Befinden und mit der Beziehung zusammen, die wir zu diesen Menschen aufgebaut haben. Im Hospiz ist das nicht anders als in allen anderen Bereichen der Pflege. Manche Lebensgeschichten berühren uns ganz tief, andere weniger. Manche Patienten können uns durch nichts aus unserer Ruhe bringen, andere schaffen es ziemlich schnell, uns unsere Grenzen aufzuzeigen. Manche Patienten mögen wir sehr gern, andere vielleicht ein bisschen weniger. Es lässt sich nicht leugnen, selbst in einem Hospiz gibt es Sympathie und Antipathie. Auch wir Hospizschwestern können nicht alle unsere Patienten und deren Angehörige gleichermaßen mögen oder lieben. Wir begleiten sterbende Menschen in einer absolut einzigartigen, häufig als beängstigend empfundenen, sehr intensiven Zeit ihres Lebens. Handeln wir professionell, dann fühlen, aber leiden wir nicht mit unseren Patienten. Wir stehen ihnen und ihren Angehörigen zur Seite, so gut wir es können. Wir tun unser Bestes, den uns anvertrauten Sterbenden Leben bis zum letzten Atemzug zu ermöglichen. Dieses Ziel lässt sich allerdings nur erreichen, wenn wir es schaffen, die unbedingt notwendige Distanz aufrechtzuerhalten.

In der Broschüre „Bis zuletzt an deiner Seite" fand ich **„Die unerlässlichen zehn Gebote für eine gute Sterbebegleitung":**

- *Ich muss mit mir selbst behutsam umgehen und auf die Grenzen meiner eigenen Belastbarkeit Rücksicht nehmen.*
- *Ich nehme mir Zeit für dich, ich brauche aber auch Zeit für mich.*
- *Auch ich bin sterblich, auch mein Leben geht eines Tages zu Ende.*
- *Ich nehme deine Wut, den Zorn und die Hass- und Schuldgefühle nicht persönlich.*
- *Auch ich habe Gefühle und darf diese zeigen.*
- *Ich darf meine eigenen Kraftquellen nicht versiegen lassen.*
- *Ich kann nicht immer alles allein machen.*
- *Ich darf meine Meinung sagen.*
- *Ich bin Begleiter, aber kein Arzt oder Therapeut.*
- *Ich lerne viel für mein eigenes Leben.*[109]

Auch Krankenschwestern sind keine Heiligen

Ich habe in den letzten Jahren häufig die Erfahrung gemacht, dass andere Menschen sehr verwundert sind, wenn sie mich nach meinem Beruf fragen und ich ihnen sage, dass ich in einem Hospiz arbeite. Viele wissen gar nicht, was ein Hospiz ist, also muss ich meist kurz erklären, dass es mein Beruf ist, sterbende Menschen zu pflegen. Den Begriff Hospiz kennen auch heute noch meist nur jene, die selbst im Gesundheitswesen tätig sind, Patienten oder deren Angehörige, die ihn irgendwann und irgendwo einmal gehört oder gelesen haben. Aufgrund der Tatsache, dass viele Menschen – gesunde und kranke – gar nicht wissen, dass es Hospize und somit Leute gibt, deren berufliche Aufgabe die Betreuung Sterbender ist, werden Menschen wie ich als etwas fast Exotisches oder irgendwie Besonderes angesehen. Die meisten, denen ich von meinem Beruf erzähle, sagen Dinge wie „Das ist aber bewundernswert", „Das könnte ich nie tun", „Wie hältst du das nur aus?", „Das ist bestimmt sehr schwer", „Wie gut, dass es solche Menschen wie dich gibt, die so etwas tun können" und ähnliches. Der eine oder andere hat mich aber auch schon gefragt, ob ich etwa verrückt bin, weil ich freiwillig „so etwas" mache, noch dazu für „so ein

Gehalt". Was soll ich dazu sagen? Ich tue das, was ich tue, freiwillig und, zumindest meistens, gerne. Ich hätte allerdings ganz bestimmt nichts dagegen, wenn jemand auf mich zukäme und mein Gehalt ganz einfach verdoppeln würde, denn ich vertrete sehr wohl die Meinung, dass die Leistungen im Bereich der Gesundheits- und Krankenpflege wesentlich höher entlohnt werden müssten.

Ich denke, dass jeder Mensch „seine" Aufgabe im Leben zu erfüllen hat. Wir alle haben ganz bestimmte Wünsche, Vorstellungen, Interessen, Visionen, Ziele, Gaben und Fähigkeiten. So einfach ist die Erklärung, da gibt es kein großes Geheimnis, kein Heldentum, keine „Aufopferung", keine außergewöhnlichen oder gar überdurchschnittlichen Fähigkeiten. Wir machen das, was wir machen, ganz einfach freiwillig und gerne. Mehr sollte man da auch nicht hineininterpretieren. Wir sind keine „besseren" Menschen als andere, nur weil wir Krankenschwestern sind. Man kann auch in unserer Berufsgruppe viele außergewöhnliche Menschen, herausragende Persönlichkeiten und ganz schön verrückte Hühner antreffen, genauso wie in allen anderen Berufen auch. Ich selbst zähle mich übrigens zur Gruppe der verrückten Hühner, falls dies den Leser interessiert. Selbstverständlich trifft man aber im Pflegeberuf auch Menschen, die besser woanders arbeiten sollten. Es gibt im Gesundheitswesen Tätige, die ihrer Arbeit nicht mit den so genannten „3 H's", Herz, Hirn und Humor, nachgehen, sondern einfach nur irgendwie ihr Geld verdienen wollen. Das gibt es bei Ärzten, Pflegepersonen, Therapeuten und all den anderen Berufsgruppen, die sich um kranke Menschen kümmern. Warum auch sollten gerade im Gesundheitswesen nur „gute" oder „edle" Menschen arbeiten? Natürlich gibt es auch bei uns „schwarze Schafe", so wie überall. Wir Schwestern und all die anderen Menschen, die Kranke pflegen und betreuen, sind „ganz normale" Menschen. Auch wir haben Probleme, Ängste und Sorgen und auch jeder von uns hat sein ganz persönliches „Päckchen" zu tragen. Auch wir sind manchmal gut und ein anderes Mal schlecht gelaunt. Auch wir lieben nicht alle Menschen. Auch wir können nicht immer nur geduldig und freundlich sein oder immer nur lächeln. Auch wir sind manchmal müde und ausgelaugt. Auch wir können uns manchmal „daneben" benehmen. Auch wir wissen und können nicht alles und schon gar nicht können wir alle Fragen unserer Patienten oder ihrer Angehörigen beantworten. Auch wir machen manchmal Fehler. Auch wir sind manchmal hektisch oder nervös, ein anderes Mal leisten wir unsere Arbeit ganz souverän. Auch wir sind manchmal grantig und wissen vielleicht gar nicht, warum wir es sind. Auch wir gehen unseren Kollegen manchmal ganz schön auf die Nerven, bestimmt schaffen wir das auch hin und wieder bei unseren Patienten oder deren Angehörigen. Auch wir sind manchmal so supergut drauf, dass man meinen könnte, wir wären ein bisschen manisch. Ebenso sind auch wir manchmal traurig, frustriert, ausgelaugt, überfordert und würden „den ganzen Krempel am liebsten einfach hinschmeißen". Sie sehen also, wir sind kein bisschen anders, als alle anderen. Auch nicht, obwohl wir Krankenschwestern sind. Oder vielleicht gerade deswegen.

Burnout und Helfersyndrom

Vermutlich haben viele Menschen diese Begriffe zumindest schon einmal gehört. Besonders im Pflegeberuf kennt man sie gut. Wenn man lange Zeit im Bereich der Krankenpflege arbeitet, ist es fast unvermeidbar, auch auf Menschen (Kollegen, ehrenamtliche Mitarbeiter, Angehörige) zu treffen, die scheinbar oder auch ganz offensichtlich an einem Helfersyndrom, das auch als „Sucht zu helfen" bezeichnet wird, leiden. Professionell Pflegende und Begleiter, die daran leiden, tun – ohne es selbst zu erkennen – ihren Patienten, ihrem Team und auch sich selbst nichts Gutes. Sie wollen von ihren Patienten (und auch den Kollegen) anerkannt, gebraucht, geliebt und gelobt werden und tun alles dafür, um dieses für sie unverzichtbare Ziel zu erreichen. Sie tun „alles" für „ihre" Patienten. Ein solches Verhalten führt unerkannt auf lange Sicht unweigerlich zu einer Überforderung oder zum so genannten „Burnout" und zusätzlich, früher oder später, zu Problemen, die das ganze Team betreffen.

„Gute Menschen" helfen ... und erhalten dafür Anerkennung

Hilfsbereitschaft ist ohne Zweifel eine gute Sache. Im richtigen Moment zu helfen, kann Leben retten. Wie jede gute Absicht kann aber auch diese in ihr Gegenteil umschlagen. Wird das Helfen zum Zwang und in jeder erdenklichen Lebenslage forciert, verliert es seinen eigentlichen Zweck. Das Bedürfnis zu helfen wird größer als der tatsächliche Bedarf nach Hilfe – ein Phänomen, das Ende der 70er Jahre unter dem Begriff „Helfer-Syndrom" bekannt wurde und zunächst vor allem in sozialen Berufen anzutreffen war. Die Ursache für dieses Verhalten, das einem Suchtverhalten entspricht, in dem Hilfe mangels Bedarf oft aufgedrängt werden muss, geht in vielen Fällen auf den niedrigen Selbstwert der Betroffenen zurück.

Hilfe zu leisten bedeutet Gutes zu tun und anderen das Leben zu erleichtern. Der Helfer verkörpert demzufolge das Ideal des guten Menschen. Er ist ein Vorbild für alle, ein Held gewissermaßen, der die Welt wieder ins Gleichgewicht bringt und das am besten ehrenamtlich, sodass man ihm keine anderen Beweggründe als Selbstlosigkeit und Freude am Helfen zusprechen kann: ein Ideal, das Folgen für jeden hat, der es zu ernst nimmt.

Ob berufsbedingt oder im privaten Leben, wer hilft, setzt seine Fähigkeiten gewöhnlich gezielt dort ein, wo Hilfe notwendig ist. Der zwanghafte Helfer hingegen will über all helfen, wo es ihm möglich erscheint. Er hat eine Abhängigkeit von diesem Ideal entwickelt. Zu helfen verschafft ihm das Gefühl, ein besserer Mensch zu sein. Wird seine Hilfe nicht gebraucht, fühlt er sich im Grunde wertlos. Obwohl er seine eigenen Interessen dem Wohlergehen anderer unterordnet, geht es ihm längst nicht mehr darum, fremde Lebensumstände zu verbessern. Der Akt des Helfens wird für ihn zum Mittel, den eigenen Selbstwert zu steigern. Dass sein Wohlbefinden davon abhängt, ist ihm jedoch kaum bewusst. Viel häufiger findet er sich in dem Glauben bestärkt, dass jene, die seine Hilfe annehmen, von ihm abhängig sind. Das verleiht ihm zudem Macht, hindert ihn daran, menschliche Schwäche zu zeigen, die eigenen psychischen und körperlichen Grenzen zu erkennen und zu begreifen, wie sehr auch er diese Menschen braucht.[110]

Merkmale des Helfersyndroms:
· *Betroffene haben ein geringes Selbstwertgefühl.*
· *Sie beziehen ihr Selbstvertrauen daraus, anderen zu helfen.*
· *Sie berücksichtigen manchmal die Wünsche desjenigen, dem sie helfen wollen, nicht, sondern drängen ihre Hilfe auf.*

- *Sie lehnen Unterstützung bei der Hilfe durch andere ab.*
- *Sie übersehen eigene körperliche Grenzen.*
- *Sie vernachlässigen eigene Bedürfnisse und Wünsche.*
- *Sie erwarten von den Menschen, denen sie helfen, Dankbarkeit und Anerkennung.*
- *Die Folgen des Helfersyndroms können Burnout, Depressionen, psychosomatische Erkrankungen sein.*[111]

In „Pflege heute" finden sich folgende Begriffsdefinitionen:
Helfersyndrom: *Nicht bewusste Komponente der Helfer-Motivation. Beschreibung einer sozusagen naiven, von unbewussten Vorstellungen geprägten Motivation für helfende Berufe, die zum Burnout führen kann, weil sie angesichts der Realität der Arbeit zwangsläufig zu Überforderung und Enttäuschung führt.*
Das Helfer-Syndrom wurde von dem deutschen Psychologen Wolfgang Schmidbauer beschrieben. Nach seinen Forschungen hängt diese unbewusste Komponente der Helfer-Motivation damit zusammen, dass sich die Helfer als Kinder wenig beachtet und in ihren Bedürfnissen nach Anerkennung und Spiegelung durch Erwachsene abgelehnt fühlten. Um diese Mangelerlebnisse auszugleichen, erfolgte die Identifizierung mit einer idealen, perfekten Helfer-Gestalt, die möglichst vielen anderen genau das gibt, was die Betroffenen nie bekommen haben. Nach Schmidbauer sind starre Werthaltungen, Störungen im Erleben von Aggressionen, unersättliches Verlangen nach Bestätigung und Vermeidung von Gegenseitigkeit kennzeichnend für das Helfersyndrom. *Unerkannt führt das Helfer-Syndrom zu erheblichen persönlichen Problemen und großen Spannungen in Arbeitsteams. Es fördert den Burnout und behindert die Einfühlung in Patienten ebenso wie die Erfassung von Situationen, in denen aktive Hilfe unsinnig ist und die professionelle Aufgabe der Pflegenden darin liegt, Patienten zu begleiten.*[112]

Burnout: *Ausbrennen. Der Begriff wurde ursprünglich für die seelische Erschöpfung von Teams in der Sozialarbeit in den USA geprägt, setzte sich dann aber international durch.*
Burnout-Erscheinungen (Burnout-Syndrom): *Verlust der psychischen und physischen Leistungsfähigkeit eines Helfers, der nicht mehr in der*

Lage ist, diese Leistungsfähigkeit zu regenerieren. Gekennzeichnet durch eine abgegrenzte Art emotionaler Erschöpfung sowie durch den Verlust positiver Empfindungen und Sympathie oder Achtung für den Patienten; Betroffenen wirken gefühllos und abgestumpft.

Über die Entstehung des Begriffes „Burnout" gibt es verschiedene Deutungen. Burnout heißt wörtlich „Ausbrennen" und entspricht dem Verlöschen einer Lampe, wenn das Öl verbraucht ist. In den USA bedeutet Burnout unter den Motorradfahrern den Verschleiß eines Reifens, indem bei festgehaltener Bremse so viel Gas gegeben wird, dass das Hinterrad durchdreht und der Pneu sich so stark erhitzt, dass er raucht oder sogar Feuer fängt. Jedenfalls lässt sich ein Reifen „abfahren", ohne dass der Fahrer einen Meter vorwärtskommt. Beide Bilder veranschaulichen eine Gefahr, die durch das Zusammentreffen einer idealistischen Motivation mit hoher Leistungsbereitschaft und ungünstigen Umständen entstehen kann.

Kompensierter Burnout: Dazu gehören die Berufstätigen, die einen „inneren Ausstieg" aus dem Beruf verbergen, um keine Schwierigkeiten zu haben. Sie leisten „Dienst nach Vorschrift" und bemühen sich, ihr mangelndes Engagement unauffällig zu halten oder Rechtfertigungen zu ersinnen, z. B. private Probleme oder eigene Erkrankung. Übermäßige Rücksichtnahme und die Bereitschaft, Ausreden und mangelnde Leistungsbereitschaft zu entschuldigen und hinzunehmen, können Burnout-Entwicklungen fördern und es zur Routine machen, dass die weniger ausgebrannten Mitglieder eines Teams die Arbeit der stärker betroffenen so lange mit-erledigen, bis sie selber nicht mehr können. Daher ist Burnout auch „ansteckend", solange er nicht erkannt und bekämpft wird. Durch den Abbau des Engagements bei einigen Betroffenen können die noch nicht Betroffenen so überlastet werden, dass auch sie ihre Leistungsbereitschaft verlieren. In einem ausgebrannten Team möchte jeder schnell nach Hause kommen und den Kollegen der nächsten Schicht soviel Arbeit wie möglich zuschieben. Dadurch wächst die Unzufriedenheit im Team, Spannungen vermehren sich, und die Burnout-Gefährdung steigt.[113]

Persönliche Erfahrung

Ich habe auch einmal eine Zeit erlebt, in der ich mich „ausgebrannt" fühlte. Ich mochte meine Arbeit im Hospiz nicht mehr so richtig, sie laugte mich aus, sie überforderte mich, sie machte mir keine rechte Freude mehr. Ich fühlte mich irgendwie „leer", manchmal frustriert, war meist müde, konnte aber oft nicht schlafen, achtete kaum mehr auf meine Gesundheit und mein Wohlbefinden, konnte in meinen Gedanken kaum zur Ruhe kommen, nach meinen Diensten nicht mehr abschalten und hatte es fast verlernt, zu lachen oder gar Spaß zu haben. Fast nichts machte mir mehr Freude, am liebsten hätte ich mich an manchen Tagen rund um die Uhr verkrochen. Ich fühlte mich „umzingelt" und bedroht von all dem Elend, das ich so häufig miterleben musste. Manchmal hatte ich das dringende Bedürfnis, laut zu schreien und einfach davonzulaufen – von allem. Und ich war immer bemüht, all diese Gefühle ganz tief in mir zu verstecken, obwohl ich nicht mehr von sterbenden Menschen, den fordernden Angehörigen und diesem ständigen Elend umgeben sein wollte. Ich wollte all die schrecklichen Krankheiten nicht mehr sehen, hören, riechen, miterleben und es ging mir schlecht, wenn ein Patient in meiner Gegenwart verstarb. Meine Kolleginnen überforderten mich damals fast genauso wie all die Patienten und deren Angehörige, die ständig gut gelaunte, freundliche Schwestern erwarteten, die immer alles wissen und können sollten. Obwohl es mir damals nicht gut ging, habe ich immer versucht, mein Bestes zu geben, zumindest fachlich.

Es war eine schwierige Zeit für mich, als ich erkannte, dass ich umgehend etwas in meinem Leben ändern musste, um nicht „vor die Hunde" zu gehen. Ich konnte doch nicht einfach kündigen und ich wollte, obwohl es mir im Hospiz nicht mehr gut ging, weder auf eine andere Station wechseln oder gar in einem anderen Haus arbeiten. Ich hatte mir mein Leben lang beruflich nichts anderes gewünscht, als Krankenschwester zu sein, das Hospiz war meine „Traumstation" und plötzlich bereitete mir die Ausübung dieses Berufes keine rechte Freude mehr. Sie verschaffte mir keine Befriedigung mehr, sondern war zu einer einzigen, großen, kaum noch zu ertragenden Belastung geworden. Ich verstand nicht, warum das plötzlich so war. Wie konnte es soweit kommen? Was hatte ich falsch gemacht? Wieso passierte ausgerechnet mir so etwas? All diese Fragen quälten mich und ich musste rasch eine Antwort finden, denn so konnte es keinesfalls weitergehen. Ich bemerkte, wie sehr ich mich durch die fast tägliche Betreuung sterbender Menschen verändert hatte. Manchmal hatte ich das Gefühl, ich wäre jetzt ein anderer Mensch als noch vor kurzer Zeit. Wo war meine ansteckende Fröhlichkeit geblieben, meine meist gute Laune? Wohin war meine sonst fast unerschöpfliche Energie entschwunden? Auf welchem Teil des Weges hatte ich meinen Humor, zumindest vorübergehend, verloren? Warum konnte ich mich über kaum etwas freuen, lachte fast gar nicht mehr? Wieso konnte ich kaum mehr zur Ruhe kommen, kaum noch schlafen? Fragen über Fragen taten sich auf und ich wollte sie alle beantworten. Eine Weile überlegte ich, ob ich professionelle Hilfe in Anspruch nehmen sollte, dann entschloss ich mich, erst einmal zu versuchen, dieses Problem allein zu lösen. Ich nahm mir so oft frei, wie es der Dienstplan zuließ, um über mich, meinen Beruf und meine privaten und beruflichen Ziele nachzudenken und endlich zur Ruhe zu kommen. Bald hatte ich die Ursachen für meine „berufliche Unlust" gefunden. Es war eigentlich ganz einfach. Ich hatte in den letzten Jahren viel zu viel gearbeitet und gelernt, lief fast ununterbrochen körperlich und geistig auf Hochtouren, hatte mir ganz einfach viel zu viel zugemutet, beruflich und privat. Besonders im letzten Jahr hatte ich sehr viel gearbeitet, weil wir mehrere Personalausfälle abzudecken hatten. Manchmal hatte ich sogar das Gefühl, inzwischen an meinem Arbeitsplatz zu wohnen. Die Ruhephasen zwischen den Diensten waren meist viel zu kurz, daher konnte ich mich bald nicht mehr ausreichend erholen und regenerieren. Ich hatte auch kaum mehr die Zeit, ein ausgewogenes Privatleben zu führen, denn dazu war ich einfach zu müde. Das Schlimmste aber war, dass ich damals noch mitten in der Trauerarbeit um meine verstorbene Mutter steckte.

Ich hatte, daran kann ich mich noch sehr gut erinnern, das Gefühl, dass meine Trauer schon viel zu lange dauerte und dass es niemand verstehen würde, dass es mir deswegen noch immer so schlecht ging. Nur wenige Menschen in meinem Umfeld erkannten, dass ich noch immer tief trauerte, denn ich traute mich nach mehreren Wochen nicht mehr, darüber zu sprechen. Bestimmt war das ein Fehler. Ich empfand es damals, nachdem ich meine Mutter verloren hatte, als unglaublich belastend, ständig sterbende Menschen sehen und pflegen zu müssen.

Jedenfalls hat mich das alles – mein Beruf mit all seinen hohen Anforderungen, das ständig mich umgebende Sterben, die Trauer um meine Mutter, das „so ganz nebenbei"-Führen meines Haushaltes und meine Familie, die genau so wenig wie ich verstand, was da vor sich ging – fast völlig ausgelaugt. Ich war physisch und psychisch fast am Ende. Ich nahm mir also frei, so oft es nur ging, und nutzte die ungewohnt vielen freien Tage, um meine Probleme zu analysieren und zu regeln, sinnvolle Trauerarbeit zu leisten und nahm mir endlich wieder die Zeit, es mir gut gehen zu lassen. Ich begann wieder regelmäßiger zu essen und achtete darauf, dass ich mehr schlief. Endlich hatte ich wieder genügend Freizeit und langsam schaffte ich es wieder, sie auch zu genießen. Es dauerte zwar etliche Wochen, aber ich erholte mich gut.

Seit dieser enorm belastenden, aber auch sehr lehrreichen Phase meines Lebens weiß ich, dass es besonders in stressigen und fordernden Zeiten für uns alle sehr wichtig ist, für ausreichend Freizeit zu sorgen und einen guten und gesunden Ausgleich zum Beruf zu haben. Man braucht ein geregeltes Privatleben, seine Familie, seine Freunde, die nötige Ruhe, um abschalten zu können und seine Hobbys. Manchen hilft es, sich beim Sport auszupowern, andere lieben Musik, gehen in die Natur, lesen, sehen fern oder meditieren gerne. Wir alle müssen herausfinden, wie wir gut Abstand zu unserem „schweren Beruf" gewinnen und gleichzeitig unsere Freizeit am besten nutzen können. Ich bin inzwischen seit mehr als dreißig Jahren berufstätig, aber erst im Hospiz habe ich erkannt, wie wichtig und wertvoll die Qualität von Freizeit ist. Sie wird auch nach meinem Empfinden mit zunehmendem Alter immer wichtiger und wertvoller. Es ist mir jetzt auch ganz klar, warum es im Hospizbereich fast keine Vollzeitbeschäftigten gibt. Dies erklärt sich ganz einfach durch die enormen Belastungen, denen man in diesem Bereich ausgesetzt ist.

Der Schlüssel zu einer erholsamen Freizeit liegt nach meiner Erfahrung zum großen Teil in der Kunst, Berufliches nach Dienstende auf der Station zu lassen, egal wie belastend, berührend, aufwühlend, traurig, schmerzvoll oder tragisch es auch ist. Leider schafft man das nicht immer. Diese Aussage würde bestimmt jede Krankenschwester bestätigen, denke ich. Manchmal nimmt man, selbst wenn man es gar nicht möchte, einen Patienten oder eine bestimmte Situation sozusagen „mit nach Hause" und muss sich dann mit dieser Belastung in seiner wertvollen Freizeit herumschlagen.

Hat man sich im Berufsleben oder auch im Privatleben überfordert und fühlt sich nicht mehr wohl, ist es allerhöchste Zeit für eine kurze „Auszeit". Man muss Abstand gewinnen, sich mit gesunden und fröhlichen Menschen umgeben, die einem gut tun und seinem Körper und vor allem seinem Geist die Möglichkeit zur ausreichenden Erholung bieten. Die Zeit der Erholung kann man auch dazu nutzen, darüber nachzudenken, ob man seinen Beruf tatsächlich weiterhin ausüben will. Schafft man die Bewältigung der anstehenden Probleme nicht allein, sollte man sich nicht scheuen, professionelle Hilfe in Anspruch zu nehmen.

Supervision

Supervision bietet einen zeitlichen Rahmen und die Hilfe eines speziell ausgebildeten Gesprächsleiters, um über die eigene berufliche Rolle, Arbeitszufriedenheit und Karriereplanung nachzudenken und sich entweder in einer Einzelberatung persönlich Unterstützung für solche Überlegungen zu verschaffen oder in einer Teamsupervision mit den Kolleginnen Gelegenheit zu finden, die Zusammenarbeit genauer zu betrachten, Probleme zu erkennen, Konflikte zu lösen.
Um zu gelingen, muss ein Team mehrheitlich den Wusch haben, sich professionell weiter zu entwickeln.
In einer fortgeschrittenen Burnout-Situation hört die Supervisorin eher Aussagen wie: „Was sollen wir noch miteinander reden, davon kriegen wir keinen Patienten versorgt!" Überlastete, vom Burnout gezeichnete Einzelne und Teams weisen das Angebot einer Entwicklung ihrer professionellen Arbeit zurück, weil ihnen in dem angebotenen Freiraum bewusst würde, wie unbefriedigend ihre Situation ist. In solchen Fällen hat es wenig Sinn, Supervisionsbereitschaft von außen zu erzwingen; es

geht eher darum, die Voraussetzungen zu schaffen, unter denen sich Professionalität wieder entwickeln kann.
In einer Teamsupervision ersetzt die Supervisorin keine Teamleitung. Sie kann aber Leiter und Mitarbeiter dabei unterstützen, herauszufinden, wie die Zusammenarbeit verbessert werden kann und wo Probleme liegen, die unbearbeitet die Burnout-Gefahr erhöhen.[114]

Auf unserer Hospizstation haben wir bereits seit einigen Jahren die Möglichkeit, Supervision in der Gruppe in Anspruch zu nehmen. Die Teilnahme an diesen Treffen erfolgt freiwillig. Interessierte Teammitglieder treffen sich in regelmäßigen Abständen – alle ein bis zwei Monate, je nach Bedarf –, um sich in einem geschützten Rahmen auszutauschen. In diesen Gesprächsrunden können beispielsweise aktuelle Fallbeispiele oder belastende Situationen aus dem Stationsalltag besprochen und bearbeitet werden. Jeder Teilnehmer hat die Möglichkeit, seine Wünsche, Anregungen und/oder Probleme vorzutragen, einfach nur zuzuhören oder Lösungsvorschläge einzubringen.

Mitleid und Mitgefühl

Unter **Mitleid** versteht man die Annahme von Schmerz und Leid anderer. Es unterscheidet sich vom bloßen Miterleben durch die Bereitschaft, aktiv zu helfen und dem anderen bei der Bewältigung des Leids zur Seite zu stehen. Empfindet jemand Mitleid, so verspürt er das starke Bedürfnis, zu helfen. Mitleid, also „mit jemandem zu leiden", tut weh. Es wurde wissenschaftlich erwiesen, dass Mitleid dieselben Gehirnregionen aktiviert, die auch für das Schmerzempfinden zuständig sind. Britische Forscher haben bei der Untersuchung der Gehirnaktivität bei Frauen festgestellt, dass die Aktivität des Schmerzzentrums umso größer war, je mehr Mitleid empfunden wurde.

Mitgefühl bedeutet, „mit jemandem zu fühlen". Es wird als das Nachempfinden fremder Gefühle definiert. Mitgefühl und Einfühlungsvermögen helfen beim Aufbau und der Erhaltung persönlicher Beziehungen.

Mitleid hat in der professionellen Pflege nichts zu suchen, Mitgefühl dagegen ist unumgänglich. Empfindet jemand nie oder kaum Mitgefühl mit anderen Menschen, ist eine liebevolle, Anteil nehmende Pflege nicht lebbar, denke ich. Aus diesem Grund sollten sich nach meinem Empfinden jene Menschen, die nicht in der Lage sind, „mit anderen zu fühlen" oder dies nicht wollen, nicht gerade einen helfenden Beruf aussuchen.

Kapitel 7

Beruf – Berufung

Gedicht einer alten Frau
Denkt ihr, wenn ihr mich anschaut: eine mürrische alte Frau, nicht besonders schnell, verunsichert in ihren Gewohnheiten, mit abwesendem Blick, die ständig beim Essen kleckert, die nicht antwortet, wenn ihr sie anmeckert, weil sie wieder nicht pünktlich fertig wird. Eine alte Frau, die nicht so aussieht, als würde sie merken, was ihr macht und ständig den Stock fallen lässt. Füttern, waschen und alles was dazu gehört.
Denkt ihr denn so von mir, Schwestern, wenn ihr mich seht, sagt?
Öffnet die Augen, Schwestern, schaut mich genauer an! Ich will euch erzählen, wer ich bin, die hier so still sitzt, die macht, was ihr möchtet und isst und trinkt, wann es euch passt.
Ich bin ein zehnjähriges Kind mit einem Vater und einer Mutter, die mich lieben und meine Schwester und meinen Bruder. Ein sechzehnjähriges Mädchen, schlank und hübsch, die davon träumt, bald einem Mann zu begegnen. Eine Braut, fast zwanzig, mein Herz schlägt heftig bei dem Gedanken an die Versprechungen, die ich gegeben und gehalten habe. Mit fünfundzwanzig, noch habe ich eigene Kleine, die mich zu Hause brauchen. Eine Frau mit dreißig, meine Kinder wachsen schnell und helfen einander. Mit vierzig, sie sind alle erwachsen und ziehen aus. Mein Mann ist noch da und die Freude ist nicht zu Ende. Mit fünfzig kommen die Enkel und sie erfüllen unsere Tage, wieder haben wir Kinder – mein Geliebter und ich.
Dunkle Tage kommen über mich, mein Mann ist tot. Ich gehe in eine Zukunft voller Einsamkeit und Not. Die Meinen haben mit sich selbst genug zu tun, aber die Erinnerungen von Jahren und die Liebe bleiben mein.

Die Natur ist grausam, wenn man alt und krumm ist, und man wirkt etwas verrückt. Nun bin ich eine alte Frau, die ihre Kräfte dahinsiechen sieht und der Charme verschwindet.

Aber in diesem alten Körper wohnt immer noch ein junges Mädchen, ab und zu wird mein mitgenommenes Herz erfüllt. Ich erinnere mich an meine Schmerzen und ich liebe und lebe mein Leben noch einmal, das all zu schnell an mir vorbeigeflogen ist und akzeptiere kühle Fakten, dass nichts bestehen kann.

Wenn ihr eure Augen aufmacht, Schwestern, so seht nicht nur eine mürrische alte Frau! Kommt näher, seht mich!

(Diese Zeilen wurden von einer alten, als verwirrt eingestuften Bewohnerin eines Pflegeheimes geschrieben und nach ihrem Tod gefunden.)

Mein Traumberuf – Krankenschwester

Schon als ich noch ein kleines Mädchen war, wollte ich Krankenschwester werden. Ein anderer Beruf kam für mich gar nicht in Frage. Leider teilte mein Vater meine Meinung nicht und ich musste daher einen anderen Beruf erlernen. Als ich Anfang 30 war, brachte mich das Leben auf einigen Umwegen zu einer zweijährigen Ausbildung als Altenfachbetreuerin und Pflegehelferin. Nachdem ich diese Ausbildung erfolgreich abgeschlossen hatte, arbeitete ich einige Jahre lang in der geriatrischen Pflege. Eines Tages wurde mir angeboten, die Krankenpflegeschule zu besuchen, denn es herrschte Mangel an diplomiertem Pflegepersonal in dem Pflegeheim, in dem ich beschäftigt war. Ich nahm dieses überraschende Angebot an und kam so doch noch, mit rund zwanzig Jahren Verspätung, zu meinem heiß ersehnten Krankenpflegediplom. Das Diplom ermöglichte es mir, auf meiner Wunschstation zu arbeiten. Seit ich diplomierte Gesundheits- und Krankenschwester bin, arbeite ich auf unserer kleinen Hospizstation im Pflegeheim.

Persönliche Erfahrungen
mit dem Sterben im Krankenhaus

Das erste Mal in meinem Leben wurde ich als Zwölfeinhalbjährige 1974 mit dem Tod konfrontiert. Damals starb mein Opa an Krebs. Ich durfte ihn kein einziges Mal im Spital besuchen, denn dafür war ich noch zu jung. Damals durfte man erst mit 14 Jahren als Besucher ein Krankenzimmer in einem Krankenhaus betreten. Ich kann mich noch sehr gut daran erinnern, dass Mama nach einem ihrer Besuche bei ihrem Vater erzählte, dass Opas Gesicht immer kleiner wurde und inzwischen fast wie das Gesicht eines Kindes aussah. Sie sagte auch, dass er ganz dünn geworden war, nur noch aus Haut und Knochen bestehen würde. Außerdem erzählte sie etwas von einem Gitterbett, in dem Opa manchmal liegen würde. Dabei weinte Mama. Ich konnte mir das alles gar nicht vorstellen, denn mein Opa war ein sehr großer, kräftiger Mann. Immerhin war er fast zwei Meter groß und stark wie ein Bär. Er hatte auch nie ein kleines Gesicht gehabt und schon gar nicht sah er aus wie ein Kind. Und warum lag ein erwachsener Mann in einem Gitterbett? Ich dachte, nur Babys schlafen in Gitterbetten. Ich habe Opa nie wieder gesehen, denn bald darauf starb er im Krankenhaus.

Zum ersten Mal dachte ich vier Jahre später, als rund Sechzehnjährige, intensiv über Krankenhäuser, Krankenschwestern und das Sterben nach. Damals, 1978, verstarb meine heiß geliebte Oma, ein wunderbarer Mensch, im selben Krankenhaus wie einige Jahre zuvor mein Opa. Ich habe sie während ihres mehrere Wochen dauernden Krankenhausaufenthaltes jeden Tag zwei Mal besucht und bin immer so lange an ihrem Bett gesessen, wie es die Schwestern erlaubten. Die Regelung der Besuchszeiten war zu dieser Zeit noch sehr streng. Ich konnte bei meinen regelmäßigen Besuchen manchmal unschöne Szenen zwischen den Patientinnen und dem Pflegepersonal miterleben. Oma lag in einem Mehrbettzimmer, das meist voll belegt war. In allen anderen Betten lagen auch Frauen, die wie meine Oma, alt, zerbrechlich, hilflos, manchmal auch verwirrt waren. Wenn, was nur selten der Fall war, eine der Schwestern während der Besuchszeit das Zimmer betrat, hatte ich meistens den Eindruck, dass diese Frauen weder ihre Patientinnen noch ihren Beruf mochten. Sie alle wirkten fast immer, wenn ich sie sah, mürrisch, hektisch und taten fast so, als würden sie sich von ihren Patientinnen belästigt fühlen. Ich habe während all meiner Besuche keine einzige nette, freundliche Krankenschwester angetroffen, was ich nicht verstehen konnte. Nicht einmal gelächelt haben diese Frauen, zumindest nicht, während ich sie bei ihrer Arbeit beobachten konnte. Das hat mir damals sehr zu denken gegeben. Wieso wird man Krankenschwester, wenn einem diese Arbeit scheinbar gar keine Freude bereitet?

Jedenfalls taten mir meine Oma und einige der anderen Frauen sehr leid, denn sie trauten sich meist nicht zu läuten, wenn sie einen Wunsch hatten. Ich half ihnen, so gut ich konnte. Ich gab ihnen zu trinken, half ihnen beim Aufsetzen, Hinlegen oder Umdrehen. Da ich jeden Tag mittags zu meinem ersten Besuch kam, machte ich auch bald die Entdeckung, dass zwar die Tabletts mit den Mittagessen ausgeteilt wurden, aber meine Oma und auch andere Frauen sich weder allein im Bett aufsetzen, noch ohne Hilfe essen konnten. Scheinbar war das den Schwestern aber egal, denn später wurden einfach die noch unberührten Tabletts wieder hinausgetragen. Nachdem ich das zwei-, dreimal beobachtet hatte, erzählte ich es meiner Mama, die immer erst abends ins Krankenhaus kommen konnte. Ich selbst war noch viel zu jung und viel zu schüchtern, um mich über irgendetwas zu beschweren. Mama übernahm das bei ihrem nächsten Besuch. Die Schwester, bei der sie sich beschwerte sagte, dass meine Oma nur einfach keinen Hunger hätte, obwohl ihr selbstverständlich jeden Tag gerne eine Schwester beim Essen behilflich wäre. Ich habe das nicht geglaubt. Oma war inzwischen schon sehr schwach, sie redete und aß bei unseren Besuchen nicht mehr. Auch trinken mochte sie nicht mehr. Ich glaube, sie hatte mit ihrem Leben bereits abgeschlossen. Bald darauf verstarb sie.

Ich war damals sehr traurig und auch zornig. Traurig, weil meine heißgeliebte Oma eine wunderbare Frau mit einem riesengroßen Herz war und trotzdem keine liebevolle Pflege erhalten hatte, und zornig auf die Institution Krankenhaus, die ihr diese liebevolle Pflege nach meinen Beobachtungen einfach nicht gegeben hatte.

Zum Nachdenken

In einem Buch von Elisabeth Kübler-Ross fand ich folgendes Zitat:
A: *Hallo, Susanne, na, bist du auf dem Wege nach Hause?*
B: *Stimmt – es war ein anstrengender Tag.*
A: *Irgendwelche Neuigkeiten?*
B: *Nicht viel. O doch, Frau Wilkens, die Arme, ist heute Morgen gestorben, gerade als ich ankam.*
A: *Ich habe nicht geglaubt, dass sie es noch lange macht. Sind wir voll besetzt?*
B: *Na so gerade. Nr. 2 ist leer und, soweit ich weiß, auch Nr. 7.*
A: *Ist Frau Johns gestorben?*
B: *Ich glaube schon, lass mich mal sehen. (Sie blicken auf Karteikarten.) Ja, ich glaube schon. (Wendet sich an eine andere Schwester.) Ist Frau Johns heute gestorben?*
C: *Sie war schon tot, bevor ich heute Morgen mit der Arbeit angefangen habe, muss in der Nacht gestorben sein.*
A: *Die Arme. Ich kannte sie nur flüchtig, aber sie sah aus wie eine nette alte Dame. – Du siehst müde aus.*
B: *Ich bin's auch. Na, nun ist es ja deine Sache.*
A: *Ich hoffe, es wird eine ruhige Nacht. So scharf bin ich nun auch wieder nicht darauf.*
B: *Heute sind alle am Tage gestorben, zu unserem Glück. Du wirst es wahrscheinlich angenehm und einfach haben.*
A: *Ich habe es gesehen. Es sieht so aus, als ob Nr. 3, 4 und 5 leer seien.*
B: *Kannst du dir das vorstellen? Wir hatten fünf Tote in den letzten zwölf Stunden.*
A: *Nein, wie angenehm.*
B: *Na dann bis morgen Abend. Viel Spaß.*[115]

1983 hatte ich das nächste Mal die Gelegenheit, mich mit den Themen Krankheit, Krankenhaus, Krankenpflege und Umgang mit Sterbenden auseinanderzusetzen. Im Dezember dieses Jahres kam mein Vater, gegen seinen Willen, ins Krankenhaus. Auch er lag in jenem Krankenhaus, in dem meine Großeltern Jahre zuvor Patienten gewesen und verstorben waren. Papa war unheilbar an Krebs erkrankt, wie man uns nach der Operation mitteilte. Ich kann mich noch sehr gut erinnern, dass der Arzt zu mir und Mama sagte, sie hätten seinen Bauch zwar aufgeschnitten, aber dann gleich wieder zugenäht, weil da nichts mehr zu machen wäre. Das hätte der Arzt bestimmt auch ein bisschen anders formulieren können. Papas Allgemeinzustand verschlechterte sich rasend schnell, daher wollte man ihn nicht mehr nach Hause entlassen. Da alle Zimmer belegt waren, lag er in einem Gangbett. Der Gang war zugig und kalt und viele Menschen, meist Besucher, gingen an seinem Bett vorbei. Es wurde weder ein Paravent zum Schutz seiner Intimsphäre für ihn aufgestellt, noch hatte er eine Glocke, um nach einer Schwester läuten zu können. Sein Nachtkästchen stand am Kopfende des Bettes hinter ihm, so konnte er es nicht erreichen.

Ich besuchte auch meinen Vater, genauso wie damals meine Oma, jeden Tag zweimal, mittags und abends. Bei meinem Besuch am 23. Dezember sah ich Papa, wie immer, schon von weitem. Dieses Mal war seine Bettdecke nach unten verrutscht, sein Unterkörper entblößt und zwischen seinen Beinen lag, für alle Vorbeigehenden sichtbar, eine Harnflasche. Ich war maßlos entsetzt, regelrecht schockiert von diesem Anblick. Mein Vater, dieser noch vor kurzem so starke und selbstbewusste Mann, lag halb nackt und offensichtlich frierend, verängstigt und hilflos in seinem Gangbett. Das durfte doch nicht wahr sein! Mein Vater gehörte einer Generation an, die sich niemals nackt zeigte. Ich sah ihn an diesem Tag zum ersten Mal mit entblößtem Unterleib. Er zitterte am ganzen Körper, sein Gesicht war schneeweiß, seine Augen weit aufgerissen. Ich habe ihn sofort zugedeckt und in seinen Augen glaubte ich, sein ganzes Leid erkennen zu können. Ich holte mir einen Sessel, setzte mich an seine Seite und hielt seine Hand fest umklammert. Ich war so traurig über den Zustand meines Vaters, dass ich am liebsten geweint hätte. Papa tat mir unheimlich leid. Obwohl ich damals noch sehr schüchtern war, habe ich mich an diesem Tag über die mir menschenunwürdig erscheinenden Zustände heftig und lautstark beschwert. Es wurde mir zugesagt, dass Papa gleich am nächsten Tag in ein Zimmer verlegt werden sollte. Man hätte dann wieder genug Platz, denn es wären viele Entlassungen geplant. Außerdem lag Papa nun schon tagelang in diesem Gangbett. Er hat die Verlegung in ein Zimmer nicht mehr erlebt, denn er verstarb in den frühen Morgenstunden des 24. Dezembers – in seinem Gangbett. Meine Mutter wurde erst angerufen, als er bereits tot war.

Nach Papas Tod habe ich viel über das Sterben in einem Krankenhaus nachgedacht. Lief das öfter so ab? Starben andere Menschen auch alleine ängstlich und frierend, in einem Gangbett liegend? Ich hatte nicht den Eindruck, dass sich jemand vom Personal ausreichend oder gar liebevoll um meinen Vater gekümmert hatte. Wie wurden beispielsweise pflegerische Handlungen auf einem Gang durchgeführt? Wie konnte ich mir das vorstellen? Wurde mein Vater gleich hier gewaschen, rasiert, gelagert, gepflegt, sein Bett frisch bezogen? Oder wurde sein Bett dafür in ein Zimmer geschoben? Oder wurde er vielleicht gar nicht richtig gewaschen? Ich hatte keine Vorstellung, wie das gewesen sein konnte. Jetzt war es auch zu spät, um solche Fragen zu stellen.

Jedenfalls war ich der festen Überzeugung, dass auf diese Art niemand die letzten Tage seines Lebens verbringen dürfte. Mir erschien das, was mein Vater in den letzten Tagen seines Lebens erleben, besser gesagt ertragen musste, wie ein Verbrechen an der Menschlichkeit. Das hatte er nicht verdient. Niemand verdiente es nach meiner Ansicht, so zu sterben. Wieder einmal war ich traurig, enttäuscht und wütend auf die Institution Krankenhaus.

Meine letzte private Erfahrung mit dem Tod eines geliebten Menschen erlebte ich im April 2006. Ich war inzwischen selbst Krankenschwester, arbeitete nun schon seit rund drei Jahren auf der Hospizstation und habe in dieser Zeit viele sterbende Menschen und deren Angehörige betreut. Durch meine berufliche Tätigkeit war ich mir ganz sicher, dass ich mit dem Sterben, mit Tod und Trauer ganz gut umgehen konnte. Allerdings ist es etwas ganz anderes, beruflich sterbende Patienten zu betreuen, als selbst einen innig geliebten Menschen zu verlieren. Diese Erfahrung blieb auch mir nicht erspart. Als Hospizschwester litt ich beim Tod dieser so heiß geliebten Frau, meiner Mama, genauso wie Menschen mit anderen Berufen. In diesem Fall halfen mir weder meine berufliche Profession, noch die jahrelange Erfahrung mit Krankheit, Sterben, Tod und Trauer. Nun sollte ich etwas Neues lernen, nämlich wie tragisch es sein kann, einen geliebten Menschen völlig überraschend zu verlieren, wie schmerzvoll Trauer sein und wie lange sie andauern kann.

Tiefe Trauer

Eines Morgens läutete mein Telefon und einer meiner Brüder teilte mir mit, dass in dieser Nacht unsere Mutter gestorben war. Diese Mitteilung machte mich völlig fassungslos. Ich konnte es nicht glauben. Meine Mama sollte tot sein? Das konnte, das durfte nicht wahr sein. Sie konnte doch nicht einfach so sterben, ich brauchte sie doch noch so sehr. Ich wollte sie nicht hergeben.

Mama war zuhause gestorben. Mein Bruder, der im Nebenzimmer schlief, hörte sie plötzlich mitten in der Nacht ganz seltsam atmen und verständigte sofort den Notarzt. Gott sei Dank wurden keine Reanimationsversuche unternommen, wie mir mein Bruder erzählte. Das hätte Mama, glaube ich, auch nicht gewollt. Ich hatte schon Menschen nach Reanimationen gepflegt. Fast alle waren schwere Pflegefälle gewesen. Ich hätte es bestimmt kaum ertragen, meine Mutter in einem solchen Zustand erleben zu müssen.

Der Tod von Mama kam für mich und meine Geschwister völlig überraschend. Sie war erst Anfang 70 und wirkte insgesamt recht rüstig. Besonders im letzten Jahr war sie allerdings häufig gestürzt, hatte sich dabei aber glücklicherweise nie ernsthaft verletzt. Als Grund für die vielen Stürze gab sie immer starke Schwindelgefühle und Schwäche in ihren Beinen an. Sie klagte oft darüber, dass sie stark zitterte und manchmal ihre Beine einfach den Dienst versagten und sie sich insgesamt nicht wohl fühle. Um die Ursachen endlich abzuklären, kam sie für eine Woche ins Krankenhaus. Die Ärzte wurden dort allerdings nicht fündig. Sie meinten, eigentlich sei meine Mutter gesund. Wieso stürzte sie dann alle paar Tage, wo sie doch angeblich gesund war? Wieso fühlte sie sich seit langem körperlich so oft nicht mehr wohl? Wie kann ein Mensch mit eindeutigen Symptomen „eigentlich gesund" sein? Fragen über Fragen und keine Antworten. Mama stürzte weiterhin alle paar Tage und war häufig deswegen voller blauer Flecke und kleiner Schürfwunden. Sie wurde auch immer trauriger über dieses Leben, das sie so nicht mehr leben mochte. Was sollten wir machen? Wir konnten gar nichts machen. Eines wurde mir aber immer klarer – meine Mama wollte nicht mehr leben. Sie sagte mir das in den letzten Monaten ihres Lebens auch oft genug. Ich fand diesen Gedanken so schrecklich, dass ich mich nicht damit auseinandersetzten wollte. In meiner Phantasie wurde Mama immer mindestens 85 Jahre alt. Aber auch wenn ich es weder glauben noch wahrhaben wollte, eines Nachts verstarb meine „eigentlich gesunde" Mutter. Einfach so, wie sie es sich immer gewünscht hatte. Wenn sie sterben würde, wollte sie aus eigener Kraft in ihr eigenes Bett gehen und morgens nicht mehr aufwachen. Das war immer ihr Wunsch gewesen. Genauso war es dann auch geschehen. Das war der einzige Trost für mich. Das Schreckliche an einem, wie meine Mutter es immer nannte, „schönen Tod" ist, dass einem als Angehöriger dadurch die Möglichkeit genommen wird, Abschied zu nehmen. Mama so völlig unerwartet zu verlieren ohne mich von ihr verabschieden zu können, war für mich das schlimmste Erlebnis meines bisherigen Lebens, obwohl ich inzwischen über 40 Jahre alt und beruflich bereits oft mit dem Sterben konfrontiert gewesen war. Dieses Ereignis hat mich zutiefst erschüttert. Eine Zeit lang war ich deswegen fast ein bisschen böse auf meine inzwischen tote Mutter. Wie konnte sie mir das nur antun? Ich wollte sie doch noch so vieles fragen, sie sehen, sie berühren, von ihr umarmt und geküsst werden und mit ihr sprechen. Dazu würde es nun nie mehr kommen.

Dieser große Verlust brachte damals mein gesamtes Weltbild ins Wanken und ich hatte wieder einmal die Gelegenheit, mich gedanklich ausführlich mit dem Sterben auseinanderzusetzen. Der Schmerz, in den ich verstrickt war, war unglaublich groß. Ich hätte damals am liebsten im Hospiz gekündigt, denn ich wollte niemanden mehr sterben sehen. Auch bei uns verstarben Mütter und viele Monate lang ging es fast über meine Grenzen, deren Töchter in ihrer Trauer zu begleiten. Ich hasste es, ihnen genau all das sagen zu müssen, was mir selbst vor kurzem von fremden und auch lieben Menschen gesagt wurde. Es gibt so etwas Ähnliches wie Standardformulierungen, in die man als Sterbebegleiter oder „Tröster" manchmal flüchtet, um seine Sprachlosigkeit zu überspielen. Man sagt all die Dinge, von denen man vermutet, dass sie den Angehörigen bei der Bewältigung ihrer Trauer helfen. Als Begleiter sagt man manchmal auch nur deswegen etwas, um das Schweigen nicht ertragen zu müssen. Man sagt Sätze wie „Sie/er war ein guter Mensch", „Sie/er musste nicht leiden", „Sie/er hatte ein erfülltes Leben", „Sie/er starb genauso, wie sie/er es sich gewünscht hatte", „Sie/er ist ganz ruhig eingeschlafen."

Ich selbst wollte in meinem tiefen Schmerz all diese Sätze nicht hören, von niemandem. Ich wollte sie auch nicht mehr sagen, obwohl sie natürlich auch in Hospizen gebraucht werden, wie vermutlich überall dort, wo Menschen versterben. Für mich waren diese Worte, zusammengefügt zu kurzen Sätzen, plötzlich nur noch wertlose Floskeln. Statt mich zu trösten, verursachten diese Sätze Wut in mir. Sie vermittelten mir das Gefühl, dass diejenigen, die sie aussprachen, gar nichts verstanden. Manchmal hätte ich mir lieber Schweigen oder eine Umarmung gewünscht.

Gedanken einer Hospizschwester zur Trauer

Bis zu dem Zeitpunkt als meine Mutter starb, hatte ich mich fast nur mit den Themen Krankheiten, Sterben und Tod auseinandergesetzt. Über Trauer hatte ich noch nicht so oft nachgedacht. Dafür gab es für mich früher keinen zwingenden Grund, denn ich hatte noch nie vorher so tiefe, so schmerzvolle und lang anhaltende Trauer empfunden. Als meine Großeltern und mein Vater verstarben, hatte ich eine andere Art von Trauer durchlebt. Sie tat nicht so furchtbar weh und sie dauerte auch nicht so lange. Diesmal war alles anders. Als ich vom Tod meiner Mutter hörte, wollte ich am liebsten auch tot sein, nur um diesen mir so unerträglich erscheinenden Schmerz nicht aushalten zu müssen. Dieser Zustand hielt wochenlang an und ich konnte ihn nicht verstehen, nicht begreifen, nicht erklären und mich auch nicht dagegen wehren. Ich hatte zuvor nicht einmal geahnt, dass Trauer so wehtun und ein ganzes Leben durcheinander bringen kann, so viele Zweifel und Fragen aufwerfen und einen Menschen über Monate in eine Art Starre versetzen kann. Ich wusste damals auch noch nicht, dass Trauer so lange andauern kann. Ich wusste nur aus der Theorie und meinen Beobachtungen im Berufsleben, dass es „Trauerphasen" gibt, die den Sterbephasen nicht unähnlich sind, dass Trauer als überaus schmerzhaft empfunden werden kann und unterschiedlich lange dauert. Auch Trauer kann mit „Nicht-wahrhaben-wollen" beginnen und in „Annahme" enden. Jetzt hatte ich die Gelegenheit, diesen schmerzvollen Vorgang als Betroffene in allen Phasen zu durchleben. In dieser Situation, als ich selbst Trauernde war, und all die tröstenden

Worte von vielen Menschen gehört habe, haben sie mich oft richtig zornig gemacht, denn sie halfen mir kein bisschen in meinem Schmerz. Vielleicht helfen sie aber anderen Trauernden? Für mich jedenfalls ergaben diese sicher gut gemeinten Worte des Trostes plötzlich keinerlei Sinn mehr, denn eigentlich wissen wir alle ja nicht, was Sterben für einen Menschen bedeutet. Wenn wir beispielsweise im Hospiz die Formulierung „Sie ist ganz ruhig eingeschlafen" verwenden, so teilen wir damit nur unseren Eindruck mit, den wir hatten, als wir dieses Sterben miterlebten. Was wissen wir aber von vielleicht innerlich stattfindenden Kämpfen, Ängsten oder ähnlichem? Gar nichts. Wir interpretieren lediglich eine Situation aufgrund unserer Erfahrungen. Oder wir meinen mit einem Satz wie: „Er/sie hatte einen friedlichen Tod", dass es vermutlich so gewesen sein wird, wenn jemand allein verstarb. Erscheint das Gesicht eines Verstorbenen sehr entspannt, kann man ein ruhiges „Hinüberschlafen" interpretieren. Aber stimmt es auch?
Über all diese Dinge dachte ich jetzt oft nach, denn auch mir wurde erzählt, dass meine Mutter nicht leiden musste. Ich hielt das für blanken Unsinn, eine glatte Lüge, denn ich hatte ihr Gesicht gesehen. Auf mich wirkten ihre Gesichtszüge weder entspannt noch friedlich, sondern nur blass, müde und abgekämpft. Und woher wollte dieser arrogant wirkende Arzt, der mir von Mamas „schönem Tod" berichtete, wissen, dass meine Mama nicht gelitten hatte? Schließlich war er ja gar nicht dabei gewesen. Hatte er überhaupt ein Recht, von einem schönen Tod zu sprechen, nur weil er irgendwann einmal Medizin studiert hatte?
Ich war sehr zornig, sehr traurig und fühlte mich hilflos und verletzlich. Vor Mamas Tod hatte ich die Vorstellung gehabt, dass der Moment des Sterbens eine Art „Heimgehen" sei, ein wunderschönes Erlebnis, das die Seele ins Licht führt. Es war mir durch meinen Beruf klar, dass es offensichtlich Menschen gab, die während des Sterbeprozesses Kämpfe ausfochten. Trotzdem hatte ich immer an meinem Glauben festgehalten, das „Hinübergehen" selbst sei ein wundervoller Vorgang. Mit diesem Glauben war es mir, so vermute ich zumindest, überhaupt erst möglich gewesen, in einem Hospiz zu arbeiten.
Nach dem Tod meiner Mama konnte ich in meiner tiefen Verzweiflung nicht mehr an dieser Überzeugung festhalten. Es sollte über ein Jahr

dauern, bis ich es wieder schaffte, Sterben als ein wunderbares, friedvolles Geschehen zu betrachten und es von vorher vielleicht stattgefundenen Ängsten und innerlichen Kämpfen zu trennen. Dieses Jahr der tiefen, so schmerzhaften Trauer war ein sehr langes Jahr für mich, besonders durch meine Arbeit im Hospiz. Aber es war auch ein wichtiges, ein lehrreiches Jahr, nicht nur für meine persönliche, sondern vor allem auch für meine berufliche Weiterentwicklung. Rückblickend betrachtet habe ich durch diese für mich so überaus tief greifende und schmerzvolle Verlusterfahrung viel gelernt. Ich habe gelernt, dass jeder Mensch Trauer auf seine eigene Art erlebt, dass sie einem niemand abnehmen oder verkürzen kann. Man kann Menschen in diesem Schmerz nur liebevoll begleiten, ihnen zuhören, sie weinen lassen, einfach dasein und ihnen die nötige Zeit zur Verarbeitung ihres Schmerzes geben. Man kann Trauer nicht einfach „wegreden". Ganz egal, wie schmerzvoll dieses Gefühl empfunden wird, Trauer will angenommen, gefühlt und durchlebt werden. Erst danach kann man beginnen, den Verlust hinzunehmen, vielleicht einen Sinn erkennen, die Heilung dieser Wunde zulassen. Wichtig ist es, dem Trauernden so lange Zeit zu lassen, wie er zur Bewältigung braucht. Trauer kann Wochen, Monate und manchmal auch Jahre dauern. Wenn in der Fachliteratur vom „Trauerjahr" gesprochen wird, erscheint mir diese Zeitspanne aufgrund meiner Erfahrung als realistisch. Bei mir war es so, dass nach etwa einem Jahr diese schmerzvolle Tiefe und Intensität des Gefühles nachgelassen hat und einem sanfteren, viel leichter erträglichen Gefühl gewichen ist. Dieses Gefühl hat mich dann einige Monate lang täglich begleitet, wurde immer sanfter und verging schließlich fast ganz.

Ich weiß heute, dass Trauer unterschiedlich intensiv empfunden wird und ebenso stark mit der eigenen Lebensgeschichte und den erlebten Erfahrungen in Verbindung steht wie mit der Beziehung, die man zu dem Verstorbenen hatte. Ich denke, Intensität und Dauer der Trauer sind sehr davon abhängig, wen man verloren und wie man diesen Menschen verloren hat. War dieser Mensch jung oder alt? Vielleicht gar noch ein Kind? War er krank oder gesund? Verstarb er ganz plötzlich oder konnte man sich darauf vorbereiten? Verstarb er eines natürlichen Todes? War ein Unfall, Mord oder Selbstmord die

Todesursache? Hatte man die Möglichkeit, sich von dem Toten zu verabschieden? Ich denke, all diese Fakten beeinflussen den Ablauf der Trauer. War der Verstorbene ein älterer Mensch, kann man sich am ehesten mit dem Gedanken trösten, dass er vor seinem Tod „sein Leben gelebt" hat. Aber auch wenn ein alter Mensch verstirbt, ist das für die Angehörigen nicht weniger schmerzvoll, besonders wenn ein Partner nach oft jahrzehntelanger Beziehung plötzlich allein zurückbleibt. Ältere Menschen berichten häufig, wie schwer es zu ertragen ist, dass „alle wegsterben" und sie selber „übrigbleiben." Verstirbt ein sehr junger Mensch, ist der Verlust alleine schon deswegen so schwer zu ertragen, weil dieser Mensch nicht die Gelegenheit hatte, ein langes Leben zu leben. Als Mutter denke ich, dass es wohl nichts Schlimmeres in diesem Leben geben kann, als eines seiner Kinder zu verlieren.

Man kann Trauer von allen Seiten betrachten und dennoch bleibt eines immer gleich: Trauer tut weh und keiner bleibt davon verschont, weder jung noch alt, weder Frau noch Mann, weder arm noch reich. Jeder Verlust eines geliebten Menschen verursacht diese starke Emotion, und jeder Mensch hat seine ganz persönliche Art, mit diesem Gefühl umzugehen.

Im Hospiz und auch in meinem privaten Umfelde habe ich erlebt, dass Menschen sehr unterschiedlich mit ihrer Trauer umgehen. Kinder trauern anders als Erwachsene. Frauen trauern scheinbar anders als Männer. Frauen haben nach meinen Erfahrungen, zumindest nach außen hin, oft eine „sichtbarere" Form, mit diesem schmerzvollen Gefühl umzugehen. Männer zeigen ihre Trauer häufig nicht so offensichtlich. Vielleicht ist es ihnen peinlich, über ihre Gefühle zu sprechen oder zu weinen. Vielen Burschen meiner Generation wurde schon im Kleinkindalter beigebracht, dass Buben nicht weinen, dass Indianer keinen Schmerz kennen, dass sie keine „Heulsusen" sein sollen.

Da einige Angehörige von im Hospiz verstorbenen Patienten auch noch Jahre nach dem Tod ihrer Lieben zu uns auf die Station zu Besuch kommen, weiß ich auch, dass ihnen einige der Sätze, die wir Schwestern ihnen in ihrem Schmerz gesagt haben, tief in ihrem Gedächtnis haften geblieben sind. Sie können manchmal nach langer

Zeit noch ganze Sätze Wort für Wort wiederholen. Ich finde das immer wieder erstaunlich und beeindruckend. Angehörige merken sich häufig Dinge, die uns Schwestern nebensächlich erscheinen oder sind tief beeindruckt von Worten oder Handlungen, die wir meist als alltäglich oder selbstverständlich einstufen. Es ist sehr wichtig, dass sich professionell Pflegende darüber im Klaren sind.

Wenn es soweit sein wird mit mir ...

Wenn es soweit sein wird mit mir,
brauche ich den Engel in Dir.
Bleibe still bei mir in dem Raum,
jag den Spuk, der mich schreckt, aus dem Traum,
sing ein Lied vor dich hin, das ich mag
und erzähle, was war manchen Tag.
Zünd ein Licht an, das Ängste verscheucht,
mach die trockenen Lippen mir feucht,
wisch mir Tränen und Schweiß vom Gesicht,
der Geruch des Verfalls schreckt dich nicht.
Halt ihn fest, meinen Leib, der sich bäumt,
halte fest, was der Geist sich erträumt,
spür das Klopfen, das schwer in mir dröhnt,
nimm den Lebenshauch wahr, der verstöhnt
Wenn es soweit sein wird mit mir,
brauche ich den Engel in Dir.

Friedrich Karl Barth, Peter Horst

Epilog

Was ich Ihnen gerne noch sagen möchte ...

Ich habe lange darüber nachgedacht, ob es überhaupt sinnvoll wäre, ein Buch wie dieses zu schreiben, und stellte mir daher viele Fragen: Sollte den inzwischen unzähligen Büchern, die sich in unterschiedlichster Weise mit Sterben und/oder Tod beschäftigen, ein weiteres hinzugefügt werden? Und das ausgerechnet von mir, einer einfachen Krankenschwester, die nicht so gut mit Worten umgehen kann, wie es Schriftsteller und viele andere „kluge Köpfe" können? Würde es mir, vorausgesetzt ich würde es überhaupt schaffen das Buch zu schreiben, dann auch gelingen einen Verlag zu finden, der Interesse daran zeigt? Schließlich sollte das Schreiben nicht nur zum Ausfüllen meiner knapp bemessenen Freizeit dienen. Sollte es jemals verlegt werden, würde dieses Buch, „mein Baby", dann auch LeserInnen finden? Ich konnte keine dieser Fragen beantworten, trotzdem wollte ich mich der Herausforderung stellen und es zumindest versuchen. Mein Ziel war es, das stand für mich fest, genau so ein Buch zu schreiben, wie ich es mir als Schwesternschülerin so sehr gewünscht hatte. Ich suchte damals ein besonderes Buch – eine gelungene Mischung aus Theorie und Praxis, Sie erinnern sich? Ich habe davon in der Einleitung erzählt. Letztendlich war der ausschlaggebende Grund für meine Entscheidung, mich als Autorin zu versuchen, der, dass ich bis heute kein solches Buch finden konnte. Vielleicht, so verwegen dachte ich, wollte es ja von mir geschrieben werden, – von einer Hospizschwester, die sich in den Kopf gesetzt hatte, Sie, liebe LeserInnen, auf ungewöhnliche Art an das Tabuthema Sterben heranführen und die Sie gleichzeitig anregen möchte, darüber nachzudenken, dass wir alle letztendlich das gleiche Schicksal teilen: So sicher, wie wir an dem großartigen Wunder des Lebens teilhaben, so sicher werden wir auch sterben. Es macht daher keinen Sinn, das Thema Sterben aus seinem Leben einfach auszublenden. Wir alle müssen uns, zumindest irgendwann einmal, damit auseinandersetzen, außer wir fallen eines Tages einfach tot um und haben gleichzeitig vorher das eher unwahrscheinliche Glück, niemals einen geliebten Menschen durch den Tod zu verlieren.

Mein Entschluss war also gefasst. Ich wollte dieses Buch schreiben. Es sollte informativ, interessant und gleichzeitig unkompliziert sein. Jene LeserInnen, die sich vielleicht zum ersten Mal mit den Themen Sterben, Tod und Hospiz befassen, sollten sich ein möglichst umfangreiches Bild über den Vorgang des Sterbens und den Begriff Hospiz machen können und die Möglichkeit haben, Sichtweisen mehrerer Autoren kennenzulernen. Die notwendige „trockene Theorie" wollte ich zum besseren Verständnis mit erlebter Praxis verbinden. Die LeserInnen sollten durch die Fallbeispiele eine Vorstellung von der unglaublichen Vielfalt des Sterbens und vom Alltag in einem Hospiz gewinnen. Sie sollten nachvollziehen können, was es bedeuten kann, mit einem todkranken Menschen „ein Stück Weg gemeinsam zu gehen". Ich wollte auch zeigen, dass Krankenpflege im Idealfall nicht nur irgendein Job und Sterbebegleitung, auch wenn sie professionell betrieben wird, nichts Schreckliches oder Angsteinflössendes, aber doch etwas mehr als „nur Händchen halten" ist.

Jetzt, nachdem meine Arbeit an diesem Buch beendet ist hoffe ich, dass es mir gelungen ist, Ihnen all das zu vermitteln. Ich möchte auf diese Weise meinen Beitrag dazu leisten, einige meiner Mitmenschen, vielleicht Angehörige Sterbender, vielleicht auch künftige BerufskollegInnen, ehrenamtliche SterbebegleiterInnen oder gar den einen oder anderen Arzt, die eine oder andere Ärztin, dazu zu ermutigen, ohne Beklemmung oder Angst auf sterbende Menschen zuzugehen und sich auf dieses Abenteuer einzulassen. Diejenigen, die das schaffen, werden nicht nur eine Bereicherung für Sterbende sein, sondern auch selbst Bereicherung erleben.

Ich habe, das kann ich Ihnen versichern, bei der Arbeit an diesem Buch mein Bestes gegeben. Dieses Buch – so seltsam das vielleicht klingen mag – das bin irgendwie ich, denn es entspringt meiner Seele. Die geschilderten Begegnungen mit sterbenden Menschen haben sich so zugetragen, wie ich sie hier erzählt habe. Ich habe versucht, nichts zu beschönigen oder zu dramatisieren. Ich hoffe, dass es mir gelungen ist, Ihnen ein möglichst umfangreiches Bild vom Arbeiten, vom Leben und vom Sterben in einem Hospiz zu vermitteln.

Ich wünsche mir, dass dieses Buch vielen Menschen ein wertvoller Begleiter wird und ich wünsche Ihnen, liebe LeserInnen, und mir Gesundheit und ein erfülltes, wunderbares Leben und irgendwann, später einmal, ein Sterben ohne Schmerzen, Angst oder gar Einsamkeit.

Literaturverzeichnis

ALLGEIER: *Niemand stirbt für ewig*
Diana Verlag AG, Zürich 1988

AULBERT, ZECH: *Lehrbuch der Palliativmedizin*
Verlag Schattauer, Stuttgart 1997

JAKOBY: *Alles wird gefügt*
Rowohlt Taschenbuch Verlag, Reinbek b. Hamburg 2008

JAKOBY: *Das Leben danach*
Rowohlt Taschenbuch Verlag, Reinbek b. Hamburg 2005

KESSLER, DAVID: *Die Rechte des Sterbenden*
Beltz Quadriga, Weinheim und Berlin 1997

KNIPPING: *Lehrbuch Palliative Care*
Verlag Hans Huber, Bern, 2. Auflage 2007

KÜBLER-ROSS: *Interviews mit Sterbenden*
Droemersche Verlagsanstalt, München 2001

KÜBLER-ROSS: *Reif werden zum Tode*
Droemersche Verlagsanstalt, München 2003

MENCHE, BAZLEN, KOMMERELL: *Pflege heute*
Verlag Urban & Fischer, München und Jena, 2. Auflage 2001

NULAND: *Wie wir sterben – Ein Ende in Würde?*
Kindler Verlag, München 1994

SCHMATZ: *Zeit zu leben*
Effata Verlag, Krems/Donau 1999

SIMONTON u. a.: *Wieder gesund werden*
Rowohlt Zeichenbuch Verlag, Reinbek b. Hamburg 2005

SPECHT-TOMAN, TROPPER: *Bis zuletzt an deiner Seiten*
MVG Verlag GmbH, München 2008

Hospiz- und Palliativführer Österreich
Herausgeber: Bundeskanzleramt, Bundespressedienst, Wien 2008

Patientenrechte & Arzneimittel
Hrsg. vom Gesundheits- und Patientenanwaltschaft Burgenland; NÖ Patienten- und Pflegeanwaltschaft

Liebe ist stärker als der Tod
Groh Verlag, Germering 2003

Fußnoten

1. Wie wir sterben, 28
2. Reif werden zum Tode, 344
3. ebda., 13
4. vgl. http://woerterbuch.babylon.com/Leben, 18.12.08
5. Pflege heute, 4
6. vgl. http://www.wdr.de/tv/quarks/sendungsbeitraege/2006/1212/003_aliens.jsp; 18.12.08
7. Reif werden zum Tode, 175
8. vgl. Pflege heute, 566 f.
9. vgl. Lehrbuch Palliative Care, 35
10. vgl. Pflege heute, 567
11. Das Leben danach, 31 f.
12. vgl. ebda., 32
13. Alles wird gefügt, 20 f.
14. Das Leben danach, 29 f.
15. vgl. Pflege heute, 569 f.
16. vgl. Reif werden zum Tode, 57 f.
17. ebda., 315
18. Zeit zu leben, 42
19. vgl. Lehrbuch Palliative Care, 461 f.
20. Aus: Liebe ist stärker als der Tod
21. Pflege heute, 576
22. vgl. Patientenrecht & Arzneimittel
23. http://www.wien.gv.at/gesundheit/wppa/rechte.html, 12.1.09
24. vgl. Pflege heute, 570
25. Aus: Die Rechte des Sterbenden; www.hospiz.ch/domains/hospiz, 13.1.09
26. Zeit zu leben, 88 f.
27. vgl. Lehrbuch für Palliativmedizin, 684
28. Aus: Förderverein „Hospiz Krefeld e. V", http://blog.sms.at/gedichte_zum_nachdenken, 18.11.07
29. vgl. Lehrbuch Palliative Care, 392
30. Lehrbuch Palliative Care, 134
31. Pflege heute, 573
32. vgl. ebda., 592
33. Lehrbuch Palliative Care, 387
34. vgl. ebda., 227
35. ebda., 392
36. vgl. Pflege heute, 592
37. Zeit zu leben, 46
38. Wieder gesund werden, 307
39. Lehrbuch Palliative Care, 439
40. Wie wir sterben, 120
41. Wie wir sterben, 32

[42] Alles wird gefügt, 21
[43] vgl. Lehrbuch für Palliativmedizin, 734
[44] vgl. ebda., 391
[45] ebda., 310
[46] Aus „Liebe ist stärker als der Tod"
[47] vgl. Lehrbuch Palliative Care, 387 f.
[48] ebda., 388
[49] Aus „Liebe ist stärker als der Tod"
[50] Das Leben danach, 188
[51] vgl. Pflege heute, 580 f.
[52] Lehrbuch Palliative Care, 503
[53] ebda., 502
[54] vgl. Niemand stirbt für ewig, 242 f.
[55] Wieder gesund werden, 308
[56] vgl. ebda., 305 f.
[57] Interviews mit Sterbenden, 358 f.
[58] Lehrbuch Palliative Care, 505
[59] Zeit zu leben, 105
[60] ebda., 81
[61] Pflege heute, 585
[62] vgl. Lehrbuch Palliatve Care, 411
[63] vgl. ebda., 413
[64] vgl. Pflege heute, 586
[65] vgl. http://web.utanet.at/stanglyc/psychoblogger/2008/06/die-trauerphasen-nach-verena-kast.html; 21.12.08
[66] vgl. Pflege heute, 587
[67] ebda.
[68] ebda.
[69] Reif werden zum Tode, 176 f.
[70] Aus: Liebe ist stärker als der Tod
[71] vgl. Hospiz- und Palliativführer Österreich, 8
[72] ebda., 11 f.
[73] ebda., 12
[74] ebda., 12 f.
[75] vgl. www.hospiz.at
[76] vgl. Hospiz- und Palliativführer Österreich, 26
[77] vgl. Leitlinien für Begleitung im Sinne der Hospizbewegung auf: www.hospiz.at
[78] Hospiz- und Palliativführer Österreich, 8
[79] vgl. ebda., 23 f.
[80] Wie wir sterben, 394
[81] Interviews mit Sterbenden, 63
[82] ebda., 64
[83] Aus „Liebe ist stärker als der Tod"
[84] ebda.
[85] vgl. Pflege heute, 75 f.

[86] Aus „Liebe ist stärker als der Tod"
[87] ebda.
[88] ebda.
[89] Pflege heute, 78
[90] ebda., 590
[91] vgl. Palliative Care, 351 f.
[92] Wie wir sterben, 21
[93] Alles wird gefügt, 20
[94] Aus „Liebe ist stärker als der Tod"
[95] Niemand stirbt für ewig, 169 f.
[96] Das Leben danach, 32
[97] Alles wird gefügt, 20
[98] Aus „Liebe ist stärker als der Tod"
[99] Interviews mit Sterbenden, 153 f.
[100] Aus „Liebe ist stärker als der Tod"
[101] Lehrbuch Palliative Care, 503
[102] Aus „Liebe ist stärker als der Tod"
[103] Reif werden zum Tode, 63
[104] Interviews mit Sterbenden, 359 f.
[105] vgl. Pflege heute, 589 f.
[106] ebda., 568
[107] ebda., 590
[108] Reif werden zum Tode, 256
[109] Bis zuletzt an deiner Seite, 43 f.
[110] http://www.enjoyliving.at/geistseele-magazin/sucht_abhaengigkeit/das-helfer-syndrom-.html, 3.2.09
[111] http://www.psychotipps.com/helfersyndrom.html, 3.2.09
[112] vgl. Pflege heute, 73 f.
[113] vgl. ebda., 71 f.
[114] ebda., 73
[115] Reif werden zum Tode, 63 f.

Der Dank ist etwas Geheimnisvolles, fehlt er, so verdorren ganze Regionen des Lebens.
Der Dank ist etwas zutiefst Menschliches. Niemand hat sich das Leben selbst gegeben, niemand kann es sich allein erhalten. Wir sind immer auf andere angewiesen, wir sind immer Beschenkte.
Das Buch des bekannten österreichischen Jesuiten ist voller Witz und Schönheit – und es zieht in seinen Bann.

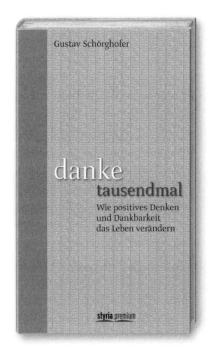

Gustav Schörghofer
DANKE TAUSENDMAL
Wie positives Denken und Dankbarkeit das Leben verändern

168 Seiten, 12 x 20 cm
Halbleinen mit Lesebändchen
€ 16,99 · ISBN: 978-3-222-13338-1

styria premium

Die Betrachtungen des bedeutenden Benediktinerabtes, seine theologische Bildung und seine Begeisterung für die biblischen Texte führen zu unvergesslichen Eindrücken, leiten unmittelbar zu den Gedanken und Botschaften der Bibel. Spirituelle Flaschenpost, die ihre Wirkung beim Lesen entfaltet.

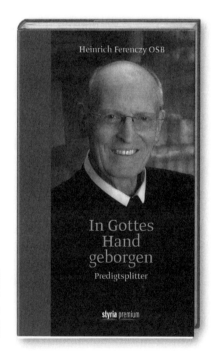

Heinrich Ferenczy OSB
IN GOTTES HAND GEBORGEN
Predigtsplitter

206 Seiten, 12 x 20 cm
zahlr. Farbabb., Halbleinen
€ 16,95 · ISBN: 978-3-222-13324-4

styria premium

ISBN 978-3-222-13340-4

styria

© 2011 by *Styria premium* in der
Verlagsgruppe Styria GmbH & Co KG
Wien · Graz · Klagenfurt

Bücher aus der Verlagsgruppe Styria gibt es
in jeder Buchhandlung und im Online-Shop

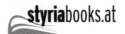

Lektorat: Gerda Schaffelhofer / Reinhard Deutsch
Umschlaggestaltung: Bruno Wegscheider
Produktion und Gestaltung: Alfred Hoffmann
Druck und Bindung: Druckerei Theiss GmbH, St. Stefan im Lavanttal

Alle Rechte vorbehalten